Corinna Lorenz
Hrsg. von Martin Bierbaum und Anke Rahmel
Patientenintegration in der medizinischen Versorgung
Eine empirische Analyse der Einflussfaktoren

Patientenintegration in der medizinischen Versorgung

Eine empirische Analyse der Einflussfaktoren

Corinna Lorenz
Hrsg. von Martin Bierbaum und Anke Rahmel

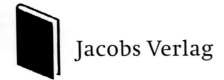

Jacobs Verlag

Bibliographische Information der Deutschen Nationalbibliothek
Die Deutsche Nationalbibliothek verzeichnet diese Publikation in
der Deutschen Nationalbibliographie; detaillierte bibliographische
Daten sind im Internet über http://dnb.d-nb.de abrufbar.

Copyright 2016 by Jacobs-Verlag
Hellweg 72, 32791 Lage
Umschlagbild:
ISBN 978-3-89918-251-4

Inhaltsverzeichnis

Abbildungsverzeichnis

Tabellenverzeichnis

Abkürzungsverzeichnis

AGFI	Adjusted Goodness of Fit Index
AMOS	Analysis of Moment Structure
CFI	Comparative-Fit Index
DEV	Durchschnittlich erfasste Varianz
df	Freiheitsgrad (degrees of freedom)
FR	Faktorreliabilität
IR	Indikatorreliabilität
ML	Maximum-Likelihood Methode
MSA	Measure of Sampling Adequacy
n. s.	nicht signifikant
RMSEA	Root-Mean-Square Error of Approximation
SPSS	Statistical Package for the Social Sciences

Symbolverzeichnis

i	i-tes Item
k	Anzahl der Items einer Skala
α	Cronbachsches Alpha
σ_i^2	Varianz von Item i
σ_t^2	Gesamte Varianz
X^2	Chi-Quadrat

Vorwort

Mit dem vorliegenden Buch halten Sie ein Zeugnis dessen in den Händen, was zu leisten unsere Studierenden im Studienbereich Gesundheitsmanagement der Hochschule Aalen imstande sind. Es handelt sich um die Abschlussarbeit unserer Absolventin Frau Corinna Lorenz. Das Buch behandelt ein Thema, das im Gesundheitswesen aktueller denn je ist. Es geht der überaus wichtigen Frage nach, welche Faktoren darüber entscheiden, dass sich Patienten in den Behandlungsprozess integrieren. Während andere Dienstleistungsbranchen längst die Bedeutung der Kundenintegration erkannt haben und für sich nutzen, hat das Gesundheitswesen hier noch Nachholbedarf. Dabei wäre angesichts von Volkskrankheiten mit starker Verhaltenskomponente, wie Typ-2 Diabetes oder Rückenschmerzen, die Integration der betroffenen Patienten besonders wichtig.

Der Inhalt des Buches bietet zunächst einen ausführlichen Überblick über das Themenfeld und die relevante Literatur. Dabei werden die einzelnen Aspekte des Behandlungsprozesses in einem erklärenden Modell verknüpft, insbesondere auch unter Berücksichtigung von Emotionen, Erwartungen und der Unsicherheit der Patienten. Faktoren also, die in der modernen Hochleistungsmedizin gerne vergessen werden. Im Ergebnis werden zwei Dinge deutlich: Für die Integration der Patienten spielt die Rolle des Arztes eine gewichtige Rolle und die vom Patienten wahrgenommene Komplexität sollte reduziert werden.

Fest steht: Patienten wollen sich in den Behandlungsprozess integrieren und ihre Integration ist zur Bewältigung der Herausforderungen im Gesundheitswesen dringend nötig. Damit das gelingen kann, müssen die Prozesse und die Kommunikation in Gesundheitseinrichtungen stärker auf die Bedürfnisse der Patienten ausgerichtet werden. Welche Aspekte dabei besonders und welche weniger wichtig sind, verrät Ihnen das Buch.

Martin Bierbaum und Anke Rahmel

1 Einleitung

Aktuell sind Kosten, Qualität und damit einhergehend die Effizienz die wichtigsten Themen des deutschen Gesundheitswesens. Zunehmende Unzufriedenheit, wachsender Personalaufwand sowie begrenzte Versicherungsleistungen erschweren den Ablauf medizinischer Prozesse. Um diese Probleme zu lösen, ist es entscheidend, dass die Akteure des Gesundheitswesens bei der zukünftigen Ausgestaltung und der Qualitätsanforderung der Gesundheitsdienstleistungen patientenorientierte Werte und Anstrengungen im Leistungserstellungsprozess mit berücksichtigen.[1] Allerdings weist das Gut Gesundheit sowie dessen Herstellungsprozess besondere Eigenschaften auf, die das optimale Verhalten der beteiligten Individuen und den richtigen Einsatz knapper Ressourcen erschweren.[2] Zudem ist die medizinische Versorgung als kontaktintensive Dienstleistung aufgrund ungleicher Ausgangspositionen von medizinischem Fachpersonal und Patient[3] mit großen Unsicherheiten belastet und dadurch weniger effizient.[4]

Effizienz benötigt einerseits ein bedarfsgerechtes Leistungsangebot, das den Bedürfnissen des Nachfragers gerecht wird und trotzdem den Kosten- und Qualitätsaspekt berücksichtigt. Andererseits ist der Einbezug des Nachfragers ein entscheidender Faktor für eine effiziente Leistungserstellung. Innerhalb des deutschen Gesundheitswesens herrschen jedoch keine optimalen Voraussetzungen für diese effiziente Ausgestaltung, denn die angebotenen Leistungen sind nicht primär an den Patientenbedürfnissen ausgelegt und den Patienten fehlt oftmals die nötige Kompetenz für eine erfolgreiche Beteiligung.[5] Infolgedessen bedingt die erfolgreiche Leistungserstellung der medizinischen Versorgung eine enge Zusammenarbeit zwischen den Teilnehmern der Austauschbeziehung von medizinischem Fachpersonal und dem Patienten.[6] Für eine erfolgreiche Umsetzung sind die Ansätze aus dem Dienstleistungsmarketing eine gute Grundlage, welche in der heutigen Zeit

---

[1] Vgl. *SOFAER/FIRMINGER* (2005), S. 516 und *LEE* et al. (2010), S. 448f.
[2] Vgl. *JURACK* et al. (2012), S. 17 und *BREYER/ZWEIFEL/KIFMANN* (2013), S. 91f.
[3] Der Begriff des medizinischen Fachpersonals umfasst im Kontext dieser Arbeit Ärzte (wobei keine Unterscheidung zwischen Hausarzt, Facharzt, Krankenhausarzt etc. vorgenommen wird), Pflegefachkräfte, medizinische Fachangestellte und Therapeuten. Darüber hinaus wird aus Gründen einer besseren Lesbarkeit auf die durchgehende Nennung beider Geschlechter verzichtet. Dennoch sind trotz der gewählten männlichen Form Frauen und Männer in gleicher Weise gemeint.
[4] Vgl. *MÜLLER* (2007), S. 76.
[5] Vgl. *SEGAL* (1998), S. 37.
[6] Vgl. *ONG* et al. (1995), S. 903.

auch von Einrichtungen des Gesundheitswesens übernommen werden sollten. Neben der erfolgreichen Implementierung der Patientenorientierung nach dem Vorbild der Kundenorientierung stellt die Patientenintegration in Anlehnung an die Kundenintegration einen weiteren Ansatz zur Auslegung auf dem Gesundheitsmarkt dar.[7] Viele Studien haben bewiesen, dass aufgrund der Kundenintegration der Erstellungsprozess von Produkten und Dienstleistungen effizienter gestaltet werden kann, wodurch Kosten eingespart, die Produktivität erhöht und die Qualität verbessert werden kann.[8] Daher wird ebenso in der Patientenintegration eine erfolgreiche Lösungsmöglichkeit für eine effizientere Marktausgestaltung im Bereich der medizinischen Versorgung vermutet. Die Angewiesenheit des Patienten auf einen Arzt für die Durchführung einer fachmännischen Behandlung bleibt hierbei zwar bestehen. Dennoch ist es auch im Bereich der medizinischen Versorgung für den Patienten möglich, Aufgaben zu übernehmen.[9] Der Einbezug des Patienten als Co-Produzent in der Erstellung von Gesundheitsleistungen ist dahingehend wichtig, da der Patient viel Potenzial für eine effiziente Ausgestaltung des deutschen Gesundheitswesens liefert, denn er erlebt den vollständigen Verlauf seines Gesundheitsproblems von den ersten Symptomen über die Behandlung durch einen Arzt bis zur möglichen Verbesserung oder vollständigen Genesung und kann somit wichtige Beiträge leisten, die alleine durch den Arzt nicht möglich sind.[10] Allerdings sind bisher kaum Forschungsbeiträge zu finden, die das Thema der Patientenintegration sowie deren Ausgestaltung oder Auswirkungen aufgreifen. Infolgedessen stellen die Identifizierung der Einflussfaktoren des Integrationsverhaltens von Patienten und die Darstellung der zugehörigen Wirkungsbeziehungen einen ersten Ansatz in der wissenschaftlichen Erforschung der Patientenintegration in der medizinischen Versorgung dar und leisten zusätzlich einen Beitrag zur Bestimmung der beteiligungsrelevanten Faktoren bei negativ wahrgenommenen Dienstleistungen.

Ziel dieser Arbeit ist es somit, empirisch zu ermitteln, welche Determinanten dazu beitragen, dass sich ein Patient in seine medizinische Versorgung integriert. Hierzu werden in Kapitel 2 zunächst die grundlegenden Begriffe der medizinischen Versorgung und der Patientenintegration erläutert, um darauf aufbauen Systematisierungsformen sowie Auswirkungen der Patientenintegration abzuleiten. Von hie-

---

[7] Vgl. *MAI/SCHWARZ/HOFFMANN* (2012), S. 6.
[8] Siehe hierzu u. a. *MUSTAK/JAAKKOLA/HALINEN* (2013) und *BENDAPUDI/LEONE* (2003).
[9] Vgl. *RIEDER/GIESING* (2011), S. 19.
[10] Vgl. *ELG* et al. (2012), S. 329.

raus werden in Kapitel 3 auf Basis theoretischer Überlegungen Forschungshypothesen aufgestellt, die anschließend in einem Untersuchungsmodell zusammengefasst werden. Dieses Untersuchungsmodell wird in Kapitel 4 mittels eigens erhobener Daten durch einen Online-Fragebogen mithilfe der Strukturgleichungsmodellierung empirisch überprüft. Die erlangten Ergebnisse werden in Kapitel 5 interpretiert und diskutiert, um daraus mögliche Handlungsempfehlungen für die Praxis der medizinischen Versorgung abzuleiten. Im Anschluss daran werden die Limitationen der Studie sowie weiterer Forschungsbedarf aufgezeigt. Kapitel 6 bildet das Fazit als Zusammenfassung der erlangten Ergebnisse dieser Studie.

2 Grundlagen der Patientenintegration in der medizinischen Versorgung

2.1 Einblick in das deutsche Gesundheitswesen

Die Struktur des deutschen Gesundheitssystems ist durch einen komplexen Aufbau gekennzeichnet. Grund dafür ist zum einen die vorherrschende Spaltung der Gesundheitsversorgung in getrennte Arbeitssektoren der ambulanten und stationären Versorgung. Zum anderen wird das Geschehen im Gesundheitsmarkt insbesondere durch die Interessen und Entscheidungen der drei unterschiedlichen Hauptakteure (Medizinisches Fachpersonal als Leistungserbringer, Patient/Versicherte als Leistungsnutzer, Krankenkassen als Kostenträger) beeinflusst.[11] Darüber hinaus sind sowohl auf Bundes- als auch auf Landesebene weitere Entscheidungsträger, wie bspw. die Legislative der Bundesrepublik Deutschland und zahlreiche Ministerien, in das öffentliche Gesundheitswesen involviert, die das Handlungsgerüst der deutschen Gesundheitsversorgung bestimmen.[12] Dieser vielschichtige Aufbau des Gesundheitsmarktes lässt sich in drei Ebenen unterteilen: Die Makroebene, auf der die Bundesregierung Entscheidungen im nationalen Bereich bestimmt, die Mesoebene, auf welcher handelnde Institutionen, wie z. B. die Landesministerien für Gesundheit, auf regionaler und verbandlicher Ebene Rahmenvorgaben setzen und die Mikroebene, die den primären Prozess der Gesundheitsversorgung darstellt und das direkte Handeln und Zusammenwirken der einzelnen Hauptakteure des Gesundheitssystems abbildet.[13] Zwar nimmt das gesamte Gefüge entscheidenden Einfluss auf das integrative Verhalten des Patienten in seiner Gesundheitsversorgung. Jedoch stellt eine Patientenintegration immer eine Entscheidung auf Individualebene dar, weshalb der Kernpunkt der vorliegenden Arbeit in der medizinischen Versorgung liegt und sich somit auf den Bereich der Mikroebene im direkten Arzt-Patienten-Kontakt konzentriert.

Infolge der zunehmenden Inanspruchnahme von Gesundheitsleistungen mit erhöhter Anspruchshaltung vonseiten der Patienten ist das deutsche Gesundheitswesen in der heutigen Zeit mehr denn je von steigenden Kosten betroffen.[14] Demnach

---

[11] Vgl. *FRANZ* (2006), S. 7.
[12] Vgl. *BODNER* (2013), S. 28ff.
[13] Vgl. *WORLD HEALTH ORGANIZATION* (2013), S. 143ff. und *ROSENBROCK/GERLINGER* (2006), S. 13ff.
[14] Vgl. *PORTER/GUTH* (2012), S. 8.

waren im Jahr 2014 19,1 Millionen stationäre und im Jahr 2013 693 Millionen ambulante Behandlungsfälle zu verzeichnen, was einem Anstieg um circa 13 % im stationären und circa 30 % im ambulanten Bereich in den letzten 10 Jahren entspricht.[15] Laut dem statistischen Bundesamt lagen die Gesundheitsausgaben pro Einwohner im Jahr 2013 bei knapp 3910 Euro mit steigender Tendenz. Diese Entwicklung lässt vermuten, dass der Trend zur Selbstmedikation und der eigenen Verantwortungsübernahme im Krankheitsfall in den letzten Jahren zurückgegangen ist und wieder vermehrt der Rat des Hausarztes aufgesucht wird.[16] Allerdings ist es insbesondere aus ethischer, aber auch aus rechtlicher Sicht nicht annehmbar, die medizinische Versorgung der Patienten einzuschränken oder gar Leistungen zu unterbinden, um Kosten einzusparen, solange eine Notwendigkeit vorliegt, die dem Ziel der Gesundheitswiederherstellung dient.[17] Infolgedessen sind andere Ansätze nötig, die aufkommenden Probleme des deutschen Gesundheitswesens einzudämmen, wobei die Patientenintegration einen entscheidenden Beitrag leisten kann.

Nachdem nun ein kurzer Überblick über die Struktur und die Herausforderungen des deutschen Gesundheitswesens gegeben wurde, sollen im nächsten Abschnitt die Besonderheiten der medizinischen Versorgung als Hauptbestandteil des deutschen Gesundheitswesens herausgearbeitet werden.

2.2 Die Besonderheit der medizinischen Versorgung

Nach § 630b des Bürgerlichen Gesetzbuchs liegt bei jedem Behandlungsverhältnis zwischen einem Arzt und einem Patienten ein Dienstverhältnis nach dem Dienstvertragsrecht vor.[18] Diese Regelung verdeutlicht, dass der Arzt-Patienten-Kontakt, der ursprünglich als medizinische Sitzung bezeichnet wurde, nun vermehrt unter den Bereich der Dienstleistungssitzung fällt, wodurch die Auslegungen des Dienstleistungsmanagements auch im Bereich der medizinischen Versorgung verstärkt Anwendung finden.[19] Somit stellt jede ärztliche Behandlung innerhalb einer medizinischen Versorgung eine Dienstleistung dar.[20] Demzufolge wird die medizini-

---

[15] Vgl. *STATISTISCHES BUNDESAMT* (2015b), S. 1 und *BARMER GEK* (2015).
[16] Vgl. *STATISTISCHES BUNDESAMT* (2015a), S. 1.
[17] Vgl. *NEUGEBAUER* (1996), S. 97f. und *DEUTSCH/SPICKHOFF* (2006), S. 973.
[18] Vgl. § 630b BGB, vom 02. Januar 2002.
[19] Vgl. *NORDGREN* (2008), S. 511.
[20] Vgl. *BORNEWASSER* (2014), S. 3.

sche Versorgung zunächst anhand des Dienstleistungsbegriffes definiert und mithilfe der Merkmale von Dienstleistungen charakterisiert, um davon ableitend eine Arbeitsdefinition der medizinischen Versorgung zu erlangen. Zudem werden die Besonderheiten der medizinischen Versorgung aufgezeigt, die sie von Gütern und Dienstleistungen aus dem Konsumbereich abgrenzen.

Nach *Meffert et al.* (2015) gelten Dienstleistungen als „Leistungen, die mit der Bereitstellung und/oder dem Einsatz von Leistungsfähigkeiten (z. B. Fachwissen des Arztes) verbunden sind. Interne (z. B. medizinische Geräte) und externe Faktoren (z. B. Körper des Patienten) werden im Rahmen des Erstellungsprozesses kombiniert […] mit dem Ziel, an den externen Faktoren nutzenstiftende Wirkung (z. B. Heilung einer Krankheit) zu erzielen" ohne dabei direkte Besitz- oder Eigentumsveränderung herbeizuführen.[21] Hieraus ergibt sich als Arbeitsdefinition der medizinischen Versorgung zunächst:

> „Die medizinische Versorgung beschreibt Leistungen, die medizinisches Fachpersonal unter Anwendung ihrer fachlichen Fähigkeiten und Fertigkeiten in Verbindung mit den notwendigen medizinischen Geräten direkt am Patienten durchführen, um seine gesundheitlichen Beschwerden zu lindern."

Für den Kontext dieser Arbeit wird der Bereich der medizinischen Versorgung allerdings ausgeweitet, indem sämtliche Aspekte, die in direktem und indirektem Zusammenhang mit der Behandlung eines Patienten durch medizinisches Fachpersonal stehen, darunter zusammengefasst werden. Hierzu gehören neben Eigenleistungen des Patienten[22], wie z. B. die Informationsbeschaffung vor einer Behandlung oder die Medikamenteneinnahme nach einer Behandlung, Leistungen durch medizinisches Fachpersonal im Bereich der Palliation (Linderung) und der Kuration (Heilung) von Krankheiten sowie der Rehabilitation (Wiederherstellung) der Gesundheit.[23]

Neben der Definition finden auch die für Dienstleistungen entscheidenden, konstitutiven Merkmale auf Gesundheitsleistungen Anwendung, wobei in der Literatur

---

[21] Vgl. *MEFFERT/BRUHN* (2015), S. 14.
[22] Da sich die vorliegende Arbeit, wie oben bereits erwähnt, auf die individuelle medizinische Versorgung zur Linderung von gesundheitlichen Beschwerden im direkten Arzt-Patienten-Kontakt bezieht, werden die Bereiche der Gesundheitsprävention und -förderung sowie gesellschaftliche Aspekte im Umgang mit Gesundheit und Krankheit ausgespart.
[23] Vgl. *DIERKS/SCHWARTZ* (2001), S. 796.

hauptsächlich zwei in den Vordergrund treten.[24] Dazu zählt zum einen die Immaterialität bzw. Intangibilität des Leistungsergebnisses, da im Leistungserstellungsprozess kein materieller Gegenstand entsteht, den der Kunde anfassen bzw. mitnehmen kann, sondern vielmehr der eingesetzte externe Faktor durch eine erbrachte Leistung modifiziert wird. Dies umschreibt im Kontext der medizinischen Versorgung z. B. den Genesungsprozess eines Patienten von der Untersuchung bis zur Heilung. Zum anderen zeigt sich hierin, dass Dienstleistungen weder gelagert noch transportiert werden können, sondern vielmehr die Integration eines externen Faktors in die Leistungserstellung voraussetzen, an dem die Leistung direkt erbracht wird.[25]

Dies entspricht dem für Dienstleistungen geltenden Uno-Actu-Prinzip, nach dem, zumindest für den Zeitpunkt der Dienstleistungserstellung, die Koinzidenz des internen und des externen Faktors obligatorisch ist. Das heißt, ohne Einbindung des Kunden in den Erstellungsprozess ist die Durchführung der Leistung nicht möglich. [26] Somit sind Produktion und Konsum untrennbar miteinander verbunden.[27] Für den inhaltlichen Zusammenhang bedeutet dies, dass der Patient als Organismus insbesondere seinen Körper als externen Faktor in die Leistungserstellung einbringen muss, da der Behandlungsprozess in der Regel direkt am Körper oder in Verbindung mit dem Körper des Patienten durchgeführt wird. Im Fall der medizinischen Versorgung findet allerdings neben dem direkten Konsum der Behandlung in den meisten Fällen eine konsekutive Konsumphase statt, die bspw. das Einnehmen der verschriebenen Medikamente durch den Patienten außerhalb der Einrichtung des Gesundheitswesens und somit ohne Beisein des medizinischen Fachpersonals umfasst.[28]

Darüber hinaus beschreibt *Homburg* (2012) noch weitere Merkmale, die für Dienstleistungen charakteristisch sind und die sich ebenfalls auf die Leistungserstellung in der medizinischen Versorgung anwenden lassen. Zum einen geht es dabei um deren heterogene Erscheinungsform. Jeder Leistungserstellungsprozess

---

[24] Siehe hierzu u.a. *ZEITHAML/PARASURAMAN/BERRY* (1985), *CORSTEN/GÖSSINGER* (2007) und *FRIETZSCHE/MALERI* (2008)
[25] Vgl. *FLIEß* (2009), S. 9ff.
[26] Vgl. *MEYER/MEINDL* (2015), S. 288f.
[27] Vgl. *CARMAN/LANGEARD* (1980), S. 8.
[28] Vgl. *FRIETZSCHE* (2001), S. 131ff.

ist durch die persönlichen Bedürfnisse und Eigenschaften des Konsumenten geprägt und daher nicht vollständig identisch im Ablauf.[29] Im Bereich der medizinischen Versorgung ist dies besonders ausgeprägt, denn jeder medizinische Versorgungsprozess ist an den individuellen Gesundheitsproblemen eines Patienten ausgerichtet. Demzufolge sind Behandlungsprozesse in der Regel nicht standardisierbar, sondern weisen einen hohen Spezifikationsgrad auf.[30] Zum anderen sind Dienstleistungen im Vergleich zu Sachgütern aufseiten des Konsumenten durch ein höheres wahrgenommenes Risiko geprägt,[31] welches die Funktion umschreibt, dass der Konsument aus seinen angewendeten Verhaltensweisen und Entscheidungen im Leistungserstellungsprozess mögliche negative Konsequenzen zieht, die er vorher nicht sicher bestimmen kann.[32] Zurückzuführen ist diese Bewertungsunsicherheit der Konsequenzen auf die Intangibilität von Dienstleistungen, denn dem Kunden fehlen sogenannte „Einkaufsqualitäten", wie die persönliche Inspektion oder die Überprüfung der Ware vor dem Kauf, was bei tangiblen Gütern möglich ist.[33]

Zudem entsteht dem Konsumenten eine Qualitätsunsicherheit infolge des tendenziell höheren Anteils an Erfahrungs- und Vertrauenseigenschaften im Verhältnis zu Sucheigenschaften bei Dienstleistungen. Zurückzuführen ist dies auf die zeitgleiche Erstellung und Nutzung der Leistung, wodurch eine Beurteilung des Ergebnisses erst nach der Inanspruchnahme möglich ist.[34] Infolgedessen muss sich der Konsument bei der Auswahl des Leistungserbringers auf seine Erfahrungen oder auf Erfahrungsberichte anderer verlassen, die bisher durch die Inanspruchnahme der Leistung erlangt wurden. Darüber hinaus muss der Konsument dem Leistungsanbieter viel Vertrauen entgegenbringen, da integrative Leistungen durch ein hohes Vertrauensverhältnis geprägt sind, dessen Eigenschaften weder vor, während oder nach der Leistungsinanspruchnahme beurteilt werden können und auf die sich der Konsument verlassen muss, wie z. B. die Qualifikation des Leistungsanbieters.[35]

---

[29] Vgl. *HOMBURG* (2012), S. 950.
[30] Vgl. *LOVELOCK* (1983), S. 14ff.
[31] Vgl. *HOMBURG* (2012), S. 950.
[32] Vgl. *BAUER* (1960), S. 390.
[33] Vgl. *LAROCHE et al.* (2005), S. 251f.
[34] Vgl. *HOMBURG* (2012), S. 950.
[35] Vgl. *DARBY/KARNI* (1973), S. 68f. und *ZEITHAML/BITNER/GREMLER* (2009), S. 50ff.

Im Bereich der medizinischen Versorgung ist die Beurteilung der Leistungsqualität besonders schwierig. Einerseits fehlen direkte Ersatzindikatoren für die Produkt- bzw. Leistungsqualität, wie z. B. der Preis oder ein Markenname, die auf sonstigen Absatzmärkten vorzufinden sind.[36] Andererseits lässt sich die Qualität der Behandlungsleistung aufgrund fehlender Sucheigenschaften nur sehr begrenzt ex ante bestimmen. Die Sucheigenschaften beschreiben im Kontext der medizinischen Versorgung nur deren Rahmenbedingungen, wie bspw. die Ausstattung der Einrichtung des Gesundheitswesens. Die Bewertung der Behandlung an sich wird vielmehr anhand von Erfahrungs- und/oder Vertrauensmerkmalen bestimmt, wie z. B. die Schmerzerfahrung oder der Behandlungserfolg eines Versorgungsprozesses.[37] Allerdings lassen sich, aufgrund fehlender Kenntnisse vonseiten der Patienten, viele Eigenschaften der medizinischen Versorgung oftmals gar nicht bewerten, sodass die patientenseitige Beurteilung der erlebten Behandlung auf dem dem medizinischen Fachpersonal entgegengebrachten Vertrauen beruht. Daher wird ein Großteil der Gesundheitsleistungen der Rubrik der Vertrauensgüter zugeordnet.[38]

Neben diesen konstitutiven Merkmalen von Dienstleistungen ist die Leistungserbringung der medizinischen Versorgung durch weitere Eigenschaften geprägt, die den Patienten in eine besondere Konsumentenrolle versetzen, im Unterschied zu anderen Dienstleistungen, wie z. B. dem Friseurbesuch oder dem Bankberatungsgespräch.[39] Diese Besonderheiten sollen im Folgenden genauer betrachtet werden.

Infolge der sektorübergreifenden Versorgung innerhalb des deutschen Gesundheitswesens ist die medizinische Versorgung durch einen komplexen Aufbau geprägt, da an der Durchführung eines Behandlungsprozesses oftmals verschiedene Akteure beteiligt sind, welche in wichtigen Austauschbeziehungen zueinander stehen. Neben einem hohen Informationsaustausch zwischen dem medizinischen Fachpersonal untereinander muss auch der Patient mit vollständigen und notwendigen Informationen versorgt werden. Zudem muss dieser dem Arzt gegenüber wichtige Hinweise für eine erfolgreiche Leistungserstellung zur Verfügung stellen. Diese Leistungsketten innerhalb eines Behandlungsprozesses führen dazu, dass die Dienstleistung der medizinischen Versorgung einen hohen Interaktionsgrad besitzt.[40]

---

[36] Vgl. *KOTLER/BLIEMEL* (2006), S. 848 und *STAUSS/HENTSCHEL* (1991), S. 239.
[37] Vgl. *NISSEN/WEISENFELD* (2001), S. 19ff.
[38] Vgl. *SIMON* (2010), S. 90.
[39] Vgl. *NIECHZIAL* (2013), S. 248.
[40] Vgl. *AUH* et al. (2007), S. 360.

Eine weitere Besonderheit liegt in der Nachfrage nach Gesundheitsleistungen. Die patientenseitige Inanspruchnahme ist hierbei von dessen wahrgenommener Notwendigkeit abhängig, das heißt, der Patient nimmt ärztliche Leistungen nur in Anspruch, wenn er aufgrund einer Erkrankung der Meinung ist, auf diese angewiesen zu sein oder der Arzt eine Behandlung bzw. eine Vorsorgeuntersuchung empfiehlt.[41] Der Patient ist somit nicht ein einfacher Kunde wie auf sonstigen Absatzmärkten, der zwischen Leistungsangeboten nach einer Kosten-Nutzen-Analyse wählt, sondern sein Nachfrageverhalten wird durch seine Krankheit und die vorhandene Abhängigkeit von einem Arzt bestimmt. Dies führt dazu, dass dem Patienten ein Teil seiner Konsumentensouveränität verloren geht, da ein Arztbesuch oftmals alternativlos ist.[42] Allerdings schließt die wahrgenommene Notwendigkeit einer medizinischen Versorgung aus Sicht des Patienten nicht aus, dass aus medizinischer Sicht zwangsläufig eine Notwendigkeit vorliegt. Relativiert wird dieser Sachverhalt jedoch durch den engen Zusammenhang von Krankheit und Tod, wodurch der grundsätzliche Anspruch jedes Patienten auf eine ausreichende medizinische Versorgung unabhängig der Wirtschaftlichkeitsbetrachtung gerechtfertigt wird.[43] Begründet wird dies mit der Feststellung, dass die Gesundheit in der heutigen Gesellschaft als das höchste Gut aller Lebensbereiche der Menschen angesehen wird.[44] Neben dem Faktum der Gesundheit als besonders hoch geschätztes Gut ist sie Grundvoraussetzung dafür, andere Aktivitäten in sämtlichen Lebensbereichen durchführen zu können, wie z. B. die Ausübung eines Berufes oder einer Freizeitbeschäftigung.[45]

Die Beteiligung des Patienten in Form seines Verhaltens ist der entscheidende Faktor zur Gewährleistung der Herstellung von Gesundheit. In der Literatur wird hierbei der Begriff des Gesundheitsverhaltens verwendet, welcher alle Handlungen, die ein Patient zur Erhaltung, Wiederherstellung und Verbesserung seiner Gesundheit aufbringt, umfasst. Darüber hinaus führt eine engere Sichtweise zu einer weiteren Untergliederung in das Gesundheitsverhalten, mit sämtlichen Aktivitäten, die zur Gesundheitserhaltung beitragen, und das Krankheitsverhalten, welches alle Aktivitäten beinhaltet, die eine Person aufbringt, um die Gründe einer vorhandenen Erkrankung zu erkennen und dagegen eigenständig oder mit ärztlicher Hilfe

---

[41] Vgl. *ARROW* (1963), S. 948.
[42] Vgl. *BOWLING* (2014), S. 107
[43] Vgl. *ARNOLD* (1995), S. 33.
[44] Vgl. *HINZ* et al. (2010), S. 899.
[45] Vgl. *BREYER/ZWEIFEL/KIFMANN* (2013), S. 89f.

vorzugehen.[46] Aufgrund der Festlegung des vorliegenden Kontextes auf die medizinische Versorgung zur Linderung von gesundheitlichen Beschwerden ist somit insbesondere das Krankheitsverhalten für diese Arbeit relevant.

Eine weitere Besonderheit stellt der Leistungserstellungsprozess in der medizinischen Versorgung in Form einer Behandlung dar. Nachdem ein potentieller Patient an sich unbekannte und ungewöhnliche Eigenschaften erkennt, die als Symptome auf eine Krankheit hindeuten, und infolgedessen diesbezüglich Kontakt zu einem Arzt aufnimmt, erfolgt der anschließende Behandlungsprozess in vier Hauptstufen, welche eng miteinander verknüpft sind[47]:

1) Die **Anamnese** wird als erstes durch den Arzt im Behandlungstermin durchgeführt. Hierbei wird die gesundheitliche Problemstellung des Patienten schriftlich aufgenommen, indem Informationen über vorhandene Symptome, Einschränkungen und Bedürfnisse erfasst werden. Die Anamnese wird daher als „Eigenbericht des Kranken über seine Krankheit" angesehen.[48]

2) Die **Diagnose** entsteht aus der Bewertung und Interpretation einzelner Befunde über den Zustand des Patienten, die der Arzt auf Grundlage der Anamnesedaten und der Durchführung klinischer Untersuchungen gestellt hat. Somit beschreibt die Diagnose die Krankheitsbezeichnung und gibt die Ursachen der Beschwerden an.[49]

3) Die **Therapie** entspricht der argumentationsbasierten Empfehlung einer Maßnahme zur Bekämpfung einer Erkrankung durch den Arzt, wobei stets die individuelle Eignung für den Patienten berücksichtigt wird. Die Therapie dient der Behandlung von Krankheiten, wodurch die regulären Funktionen des Patienten so gut wie möglich wiederhergestellt werden.[50]

4) Die **Epikrise** enthält sämtliche Angaben und Ergebnisse aus den vorgelagerten Behandlungsstufen, welche hierbei zusammengefasst durch medizinisches Fachpersonal kritisch hinterfragt werden. Somit gibt die Epikrise die Krankengeschichte des Patienten wieder und dient als Transferdokument für die Kommunikation unter den Ärzten bei einer weiterführenden Behandlung.[51]

---

[46] Vgl. *ZIEGELMANN* (2002), S. 152f.
[47] Vgl. *KERN* (2002), S. 20.
[48] Vgl. *FÜEßL/MIDDEKE* (2010), S. 18 und *LANGE* (1998), S. 1.
[49] Vgl. *KERSTING* (2008), S. 283.
[50] Vgl. *BACKHAUS* (2010), S. 31.
[51] Vgl. *UNNEWEHR/SCHAAF/FRIEDRICHS* (2013), S. 1672f.

Zusammenfassend zeichnet sich die medizinische Versorgung insbesondere als interaktive, spezifizierte und vertrauensvolle Dienstleistung aus, wobei die einzelnen Eigenschaften in einem engen interdependenten Verhältnis zueinander stehen. Das heißt, jeder integrative Prozess, und somit auch eine Behandlung, besitzt von jeder Ausprägung einen Anteil. Dementsprechend wird die ärztliche Leistung in der dreidimensionalen Grafik zur Typologisierung von Dienstleistungen, welche in Abbildung 1 dargestellt wird, auf der oberen Ebene der rechten Seite im hinteren Viertel eingeordnet.

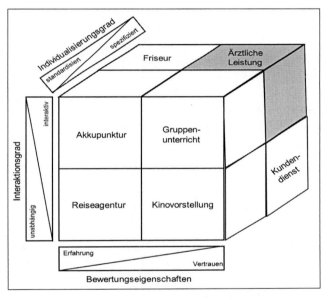

Abbildung 1:   Typologisierung der medizinischen Versorgung.
Quelle: Eigene Darstellung in Anlehnung an Woratschek (1996),
S. 69; Meffert (1995), S. 458 und Patterson/Smith (2001), S. 95.

Zudem setzt die medizinische Versorgung als Dienstleistung bereits eine Mindestforderung an die Integration des Patienten als externen Faktor voraus. Inwieweit diese über das Mindestmaß hinaus definiert und systematisiert werden kann, soll in den folgenden zwei Abschnitten anhand der Kundenintegration verdeutlicht werden.

2.3 Begriffliche Einordnung der Patientenintegration

Für die Bestimmung des Terminus der Patientenintegration zeigt sich bei der Auseinandersetzung mit der verfügbaren Literatur, dass, trotz zunehmender Anzahl an Forschungsbeiträgen im Bereich der Integration von Patienten in die medizinische Versorgung, keine Definition für den Begriff vorzufinden ist. Sowohl in der englisch- als auch in der deutschsprachigen Literatur werden vielmehr die Begriffe „Patient participation" und „Patient involvement" sowie „Patientenpartizipation" und „Patientenbeteiligung" verwendet.[52] Die genannten Begriffe beschreiben prinzipiell denselben Sachverhalt, nämlich die Mitwirkung des Patienten an seiner medizinischen Versorgung. Dennoch ist Kernpunkt dieser Arbeit der deutschsprachige Begriff der Patientenintegration, sodass hierfür im Folgenden auf Grundlage vorherrschender Begriffsbestimmungen der Patientenpartizipation und Patientenbeteiligung eine eigene Arbeitsdefinition aufgestellt wird.

Die Partizipation des Patienten in seine medizinische Versorgung beschreibt zumeist das Ausmaß der verbalen Reaktionen des Patienten innerhalb seines Behandlungsprozesses, welches sich durch das Stellen von Fragen, das Mitteilen von Bedenken oder das Mitentscheiden bei der Wahl von Behandlung und Medikation äußert.[53] Die Patientenbeteiligung hingegen bezieht neben der kommunikativen Teilnahme auch die Fähigkeit mit ein, seine medizinische Versorgung, insbesondere im Falle einer chronischen Krankheit, selbst zu planen und zu koordinieren.[54] In diesem Zusammenhang ist das Selfmanagement ein gängiger Begriff, welcher besagt, dass z. B. Diabetes-Patienten ihre Erkrankung jeden Tag eigenständig überwachen und im Falle einer Unterzuckerung selbstständig reagieren können, um den Gesundheitszustand zu verbessern.[55] Dennoch ist eine strikte Trennung der beiden Ausdrücke Partizipation und Beteiligung nicht sinnvoll, denn beide setzen eine aktive Rolle des Patienten voraus.[56] Dieser dynamische Part des Patienten gilt genauso als Hauptmerkmal der Patientenintegration. Da in der Literatur allerdings keine direkte Definition des Begriffes zu finden ist, wird für eine Definition der

---

[52] Siehe hierzu u.a. *STREET* et al. (2005), *LERMAN* et al. (1990), *SCHEIBLER/SCHEIKE/ DINTSIOS* (2008) und *SÄNGER* et al. (2009).
[53] Vgl. *STREET/MILLAY* (2001), S. 62.
[54] Vgl. *BASTIAENS* et al. (2007), S. 34.
[55] Vgl. *WENSING/BAKER* (2003), S. 63.
[56] Vgl. *THOMPSON* (2007), S. 1299.

Patientenintegration auf die begriffliche Auslegung der Kundenintegration zurück-gegriffen. Zu rechtfertigen ist dies damit, dass in der gängigen relevanten Literatur der Patient häufig als Kunde des Gesundheitswesens bezeichnet wird.[57]

Im Bereich der Kundenintegration[58] wird zwischen zwei Definitionsansätzen un-terschieden: Zum einen der anbieterorientierte Managementansatz, in dem die In-tegration des Kunden vonseiten des Unternehmens dahingehend gefördert wird, dass sowohl für die Anbieter- als auch für die Kundenseite der Leistungserstel-lungsprozess einen Nutzen hat.[59] Zum anderen der kundenorientierte Funktionsan-satz, in dem das eigenständige Integrationsverhalten vonseiten des Kunden wäh-rend der Leistungserstellung hervorgehoben wird.[60] Da im Rahmen dieser Arbeit die Beschreibung der Patientenintegration aus Sicht des Nachfragers von Bedeu-tung ist, wird der kundenorientierte Funktionsansatz im Folgenden weiter ausge-legt. Nach *Kleinaltenkamp* (1997) steht in diesem Kontext die Kundenintegration dafür, „dass Nachfrager durch von ihnen zur Verfügung zu stellende sogenannte externe Faktoren in betriebliche Leistungserstellungsprozesse eingreifen und diese mitgestalten."[61] Neben der eigenen Person stellen sowohl Tiere, Rechte, Informa-tionen oder sonstige Objekte solche externen Faktoren dar, die der Kunde in den Erstellungsprozess mit einbringt. Diese dienen entweder als hilfreiche Unterstüt-zung innerhalb der Leistungserstellung, wie bspw. die aufgezeigten Informationen, oder stellen direkt den Faktor dar, an dem die Leistungserstellung durchgeführt wird, wie z. B. der eigene Körper.[62]

In der neueren Literatur dient dieser Ansatz als Grundlage für weitere definitori-sche Ausführungen der Kundenintegration. Einerseits wird die Definition von *Chan*, *Yim* und *Lam* (2010) insbesondere durch das Ausmaß der Kundenintegra-tion geprägt und sieht diese als verhaltenswissenschaftliches Konstrukt an, d. h. inwieweit der Konsument Informationen teilt, Vorschläge unterbreitet und sich in

---

[57] Vgl. *DEBER* et al. (2005), S. 346.
[58] Die Kundenintegration gilt in der Literatur häufig als notwendige Kundenmitwirkung am Leis-tungserstellungsprozess, wohingegen die Kundenbeteiligung als optional angesehen wird (vgl. *GEIGENMÜLLER* (2012), S. 15). Diese Auslegung wird für die Patientenintegration nicht übernommen, da die Patientenbeteiligung in der medizinischen Versorgung ebenfalls als not-wendig erachtet wird.
[59] Vgl. *POZNANSKI* (2007), S. 85f. und *KLEINALTENKAMP* (1996), S. 16.
[60] Vgl. *BRUHN/STAUSS* (2009), S. 6f.
[61] *KLEINALTENKAMP* (1997), S. 350.
[62] Vgl. *MEFFERT/BRUHN/HADWICH* (2015), S. 25.

die Entscheidungsfindung während des Ablaufs der Leistungserstellung involviert.[63] Andererseits fassen viele Autoren in ihren Beiträgen die Integration des
Kunden als Co-Produktion oder Co-Erstellung zwischen Anbieter und Nachfrager
auf, wobei der Kunde grundlegend an der Leistungserstellung beteiligt ist und
nicht nur die externen Faktoren zur Verfügung stellt. Von Bedeutung ist hierbei,
ob die Beiträge des Kunden einen konstruktiven, kooperativen und wichtigen Inhalt besitzen.[64] In diesem Zusammenhang bestimmt *Moeller* (2008) die Kundenintegration als eine Verknüpfung der eingebrachten Ressourcen in den Leistungserstellungsprozess, sowohl vonseiten des Leistungserbringers als auch vonseiten
des Leistungsempfängers. Diese Ansicht gibt der Kundenintegration eine breitere
Auffassung und geht somit über den geringen Aktivitätsmodus der Partizipation
und der Beteiligung, wie oben beschrieben, hinaus, da sie den Kunden als Mit-
schöpfer der Leistung einnimmt.[65]

Vor diesem Hintergrund lässt sich unter dem Begriff der Kundenintegration zusammenfassen, dass der Konsument einer Sach- oder Dienstleistung aktiv an der
abgesprochenen Leistungserstellung mitwirkt, indem er auf verschiedene Art und
Weise externe Faktoren einbringt und/oder sogar teilweise Aufgaben des Anbieters übernimmt und somit den Erstellungsprozess maßgeblich beeinflusst. Über-
tragen auf den Kontext der medizinischen Versorgung wird die Patientenintegration in dieser Arbeit definiert als:

> „die aktive Beteiligung des Patienten an seiner medizinischen Versorgung, in-
> dem er die notwendigen externen Faktoren in die Behandlung einbringt, Teil-
> schritte im Versorgungsverlauf übernimmt und somit eigenständig in den Ver-
> sorgungsprozess eingreift, um diesen nach seinen Vorstellungen mitzugestal-
> ten.“

Die erlangte Definition zeigt Gemeinsamkeiten zu dem Konzept des Patienten-
Empowerments, das dem Patienten eine selbstständige und eigenverantwortliche
Bewältigung von gesundheitlichen Aufgaben durch eine Erweiterung der Informa-
tionsteilung sowie Entscheidungs- und Kontrollmöglichkeiten zuteilt.[66] Zwar sind
hierzu in der Forschung zahlreiche Artikel vorhanden, allerdings findet der Ansatz
in der Praxis bisher zu großen Teilen nur im Bereich von chronischen Krankheiten

---

[63] Vgl. *CHAN/YIM/LAM* (2010), S. 49.
[64] Vgl. *AUH* et al. (2007), S. 360, *VARGO/LUSCH* (2004), S. 10f. und *PRAHALAD/RAMAS-
WAMY* (2004), S. 5f.
[65] Vgl. *MOELLER* (2008), S. 201f.
[66] Vgl. *FESTE/ANDERSON* (1995), S. 140.

Anwendung.[67] Die vorliegende Arbeit bezieht sich jedoch auf die medizinische Versorgung im Allgemeinen, sodass das Thema des Patienten-Empowerments nicht weiter ausgeführt wird. Vielmehr gilt die erstellte Arbeitsdefinition der Patientenintegration im weiteren Verlauf als Grundlage, da diese eine Vielfalt an Integrationskonzepten abdeckt und somit die spezifischen Charakteristika dieser Arbeit berücksichtigt.

2.4   Systematisierungsformen der Patientenintegration

Infolge der im vorangegangenen Abschnitt erarbeiteten Auffassung der Patientenintegration wird dem Patienten in der heutigen Zeit eine neue Bedeutung zugeteilt. Er gilt nicht mehr als der passiv Leidende in seiner medizinischen Versorgung, sondern tritt vielmehr als Akteur auf, der mit Selbstständigkeit und Souveränität seine gesundheitlichen Angelegenheiten in einer partnerschaftlichen Beziehung gemeinsam mit dem medizinischen Fachpersonal meistert.[68] Um das Konstrukt der Patientenintegration anschaulicher darzustellen, wird erneut auf die Kundenintegration zurückgegriffen. Hierzu werden verschiedene Möglichkeiten zur Systematisierung des Integrationsverhaltens von Kunden herangezogen, welche sich ebenfalls auf den Kontext der medizinischen Versorgung anwenden lassen.

Ein prägendes Systematisierungsmerkmal ist die **Integrationsintensität,** die die Stärke angibt, mit der ein Konsument in den Verfügungsbereich des Anbieters eingreift. Je höher dieser Grad ausfällt, desto mehr Aktivitäten bringt der Kunde in den Leistungserstellungsprozess ein und desto weniger wird durch den Leistungsanbieter erbracht.[69] Dieses Verhältnis lässt sich durch eine Isoleistungslinie darstellen, wobei der Teil an Aktivitäten, über die sich der Kunde in die Leistungserstellung einbringen kann, das mögliche Spektrum der Kundenintegration darstellt.[70] Die Endpunkte des Integrationsbereiches zeigen, dass sowohl vonseiten des Anbieters als auch vonseiten des Nachfragers ein Mindestmaß an Aktivitäten gegeben sein muss, um eine effektive Leistungserstellung zu gewährleisten.[71]

---

[67] Vgl. *HOLMSTRÖM/RÖING* (2010), S. 169.
[68] Vgl. *BADCOTT* (2005), S. 176.
[69] Vgl. *FLIEß* (2001), S. 58.
[70] Vgl. *CORSTEN* (2000), S 150.
[71] Vgl. *KLEINALTENKAMP* (1995), S. 80ff.

Die Anwendung der Integrationsintensität auf die Patientenintegration zeigt, dass die Beteiligung des Patienten an seiner medizinischen Versorgung ebenfalls in unterschiedlichen Ausprägungen stattfinden kann, wobei auch an dieser Stelle gilt, dass je mehr Aktivitäten der Patient übernimmt, desto geringer fallen die Aktivitäten des Arztes aus. Als einfaches Beispiel kann die eigenständige Informationspreisgabe des Patienten angesehen werden, wodurch der Arzt weniger Nachfragen muss. Dies führt dazu, dass der Aktivitätsgrad des Patienten von unten nach oben wandert. Gerade im Bereich der medizinischen Versorgung müssen sowohl der Arzt als auch der Patient ein Mindestmaß an Aktivität ihres Leistungsvermögens in die Behandlung mit einbringen, um überhaupt eine Leistungserstellung zu ermöglichen. Dies wird insbesondere bei der näheren Betrachtung der jeweiligen Endpunkte der Isoleistungslinie deutlich. Zum einen ist die alleinige Leistungserstellung durch den Arzt nicht möglich, da zumindest die Anwesenheit des Patienten eine Voraussetzung ist, um eine Diagnose und eine Therapie durchzuführen. Zum anderen ist die alleinige Behandlung und Genesung auf selbstständige Weise durch den Patienten nicht realisierbar, da dem Arzt bestimmte Rechte[72] obliegen, wie bspw. das Ausstellen eines Rezeptes, auf die der Patient in bestimmten Fällen angewiesen ist. In Anlehnung an *Corsten* (2000) ergibt sich somit für die Integrationsintensität der Patientenintegration der in Anhang 1 grafisch dargestellte Aufbau.

Der bloße Empfang einer Gesundheitsleistung, wie z. B. das Durchstehen einer Untersuchung mit der einzigen Aktivität des Patienten in Form seiner Anwesenheit, stellt noch keine Integration dar, sondern gilt lediglich als reiner Arztkontakt.[73] Entscheidend für eine effektive Patientenintegration sind die Nebenaktivitäten, die der Patient im Lauf seiner medizinischen Versorgung aufbringt, welche individuell und in Abhängigkeit des Alters und des Gesundheitszustandes zwischen einem geringen (z. B. lediglich das Sammeln von Informationen) und einem komplexen Umfang (z. B. die finale Entscheidungsfindung) variieren können.[74] Diese unterschiedlichen Tätigkeiten zeigen, dass die Integration des Patienten in seine medizinische Versorgung in verschiedenen **Erscheinungsformen** auftreten

---

[72] Hierin zeigt sich aus, dass sogenannte Self-Service Technologien im Bereich der medizinischen Versorgung eigentlich gar nicht zum Einsatz kommen, da diese den Nachfrager dazu dienen, eine Leistung ohne das Zutun eines Mitarbeiters entgegenzunehmen, wie bspw. der Bankautomat (vgl. *MEUTER* et al. (2000), S. 50).
[73] Vgl. *RIFKIN/MULLER/BICHMANN* (1988), S. 933.
[74] Vgl. *JAHNG et al.* (2005), S. 308.

kann, wobei auch diese Systematisierungsweise sich von der generellen Kunden-Anbieter-Beziehung ableiten lässt.[75]

In diesem Zusammenhang wird zwischen Aktivitäten und Interaktionen unterschieden: Als Aktivität wird eine Aktion beschrieben, die aktiv durch den Konsumenten durchgeführt wird, unabhängig davon, ob ein direkter Kontakt zu einem Beziehungspartner vorhanden ist. Eine Interaktion hingegen stellt die direkte Wechselbeziehung zwischen zwei oder mehreren Handlungspartnern dar, mit dem Fokus darauf, wie sich die Personen im Leistungserstellungsprozess aufgrund der Abhängigkeit zueinander verhalten, um eigene Ressourcen zu integrieren.[76] Beide Ausprägungen sind jedoch Erscheinungsformen von integrativem Verhaltensweisen, sodass in der praktischen Ausführung ein enger Zusammenhang besteht, da eine Interaktion gleichwohl eine Aktivität darstellt und für eine erfolgreiche Durchführung meistens eine Aktivität voraussetzt. Demzufolge sind Erscheinungsformen von Verhaltensweisen im Bereich der Patientenintegration sowohl eigenständige Aktivitäten vonseiten des Patienten als auch solche, die Interaktionen mit dem Arzt einschließen. Hierzu gehören: Einerseits die Bereitstellung, notwendiger Faktoren für eine erfolgreiche Leistungserstellung in Form des Vorlegens wichtiger medizinischer Dokumente, um einzelne Behandlungen und Medikamente gezielt aufeinander abzustimmen.[77] Andererseits die ständige Informationsbeschaffung über Krankheiten und mögliche Behandlungsmethoden, sowohl durch Gespräche mit dem Arzt als auch auf selbständiger Basis, um eine ausgeprägte Gesundheitskompetenz (Health-Literacy) aufzubauen, welche dem Patient ein zuversichtliches Gefühl gibt, als gut informierter Partner den Behandlungsprozess zu durchlaufen und gemeinsamen mit dem Arzt Entscheidungen im kompletten Versorgungsprozess zu treffen (Shared-Decision Making).[78] Darüber hinaus ist eine ausgeglichene Kommunikation zwischen Arzt und Patient während des Behandlungsverlaufs ausschlaggebend für eine erfolgreiche Patientenintegration, welche sich in Form eines ausreichenden Informationsaustausches, einer freien Meinungsäußerung sowie das Stellen von Fragen bei Unklarheiten äußert. Hierdurch entsteht eine gute Arzt-Patienten-Beziehung, was wiederum die gemeinsame Entscheidungsfindung über medizinische Sachverhalte erleichtert.[79] Des

---

[75] Vgl. *FLIEß* (2015), S. 226f.
[76] Vgl. *MCCOLL-KENNEDY et al.* (2012), S. 375f.
[77] Vgl. *DELLANDE/GILLY/GRAHAM* (2004), S. 79.
[78] Vgl. *BEISECKER/BEISECKER* (1990), S. 20, *CHARLES/GAFNI/WHELAN* (1997), S. 685ff. und *PARKER/RATZAN* (2010), S. 20.
[79] Vgl. *EPSTEIN/ALPER/QUILL* (2004), S. 2359 und *HARRINGTON/NOBLE/NEWMAN* (2004), S. 7.

Weiteren wird das patientenseitige integrative Verhalten durch die Einhaltung der ärztlichen Vorgaben, wie bspw. die Realisierung von Untersuchungsterminen oder die korrekte Medikamenteneinnahme (Compliance), geprägt.[80] Zudem können im Prozess der medizinischen Versorgung Teilaufgaben durch den Patienten übernommen werden, wie z. B. die selbstständige Einnahme der Medikamente zu Hause, oder das Ausfüllen eines Anamnesebogens bei der Aufnahme in ein Krankenhaus.[81]

Neben den Erscheinungsformen stellt die **Rolle des Patienten** in seiner medizinischen Versorgung eine weitere Möglichkeit dar, die Patientenintegration zu systematisieren. Da diese sich stark an den Auslegungen der Erscheinungsformen orientieren, kann der Patient innerhalb des Behandlungsprozesses verschiedene Rollen einnehmen, die sein integratives Verhalten widerspiegeln.[82] Wichtig ist hierbei, dass sich die einzelnen Rollen nicht untereinander ausschließen, sondern der Patient während des gesamten Versorgungsprozesses mehrere unterschiedliche Rollen einnehmen kann.

Insbesondere die Funktion des Patienten als Co-Produzenten tritt in der medizinischen Versorgung in den Vordergrund, da ohne Anwesenheit und notwendiger Informationen vonseiten des Patienten das angestrebte Leistungsergebnis faktisch nicht umsetzbar ist und er somit entscheidenden Einfluss auf die Produktion der Leistung hat.[83] Hierbei wird der Patient als produzierende Ressource insbesondere durch die zwei Rollen des Co-Kreators und des Ressourcenintegrators charakterisiert. In der Rolle des Co-Kreators übernimmt der Patient Aktivitäten, die er selbstständig oder in Zusammenarbeit mit medizinischem Fachpersonal, Angehörigen oder anderen Patienten durchführt, um ein bestimmtes Ergebnis zu erzielen. Infolge der aktiven Mitwirkung an der Leistungserstellung nimmt er dem medizinischen Fachpersonal Arbeit ab.[84] Der Patient übernimmt am Ende und nach jeder Behandlung selbst wieder einen großen Teil an Verantwortung über seine Gesundheit, denn er entscheidet darüber, die ärztlichen Verordnungen in Bezug auf z. B. die Medikamenteneinnahme oder die Durchführung von Rehabilitationsmaßnahmen einzuhalten.[85] Infolgedessen ist der Beitrag des Leistungsempfängers zu ei-

---

[80] Vgl. *CAMERON* (1996), S. 244.
[81] Vgl. *MCCOLL-KENNEDY* et al. (2012), S. 376.
[82] Vgl. *DULLINGER* (2001), S. 46ff.
[83] Vgl. *BUETOW* (1998), S. 243.
[84] Vgl. *MCCOLL-KENNEDY* et al. (2009), S. 861.
[85] Vgl. *NORDGREN* (2009), S. 118.

nem wesentlichen Teil entscheidend für den jeweiligen Nutzen der Zusammenarbeit zwischen dem Arzt und dem Patienten und damit einhergehende auch für den Ausgang des Behandlungsprozesses.[86]

Die zweite charakteristische Rolle des Patienten lässt sich aus der Service-Dominant Logic nach *Vargo* und *Lusch* (2008) bestimmen, nach deren Aussage haben alle Akteure einer sozialen oder wirtschaftlichen Beziehung, wie es die Arzt-Patienten-Beziehung darstellt, die Rolle eines Ressourcenintegrators inne, da eine erfolgreiche Leistungserstellung für Teilnehmer in einer Austauschbeziehung nur durch den Prozess der Integration und Umwandlung von Ressourcen entsteht, die unter Interaktionen während der Leistungserstellung ablaufen.[87] Um somit einen erfolgreichen Behandlungsprozess zu gewährleisten, das heißt eine vollständige Genesung des Patienten zu erreichen, werden sowohl eingebrachte Ressourcen des Leistungserbringers, wie z. B. das medizinische Fachwissen des Arztes oder die medizinischen Gerätschaften, als auch ein Input vonseiten des Konsumenten in Form von greifbaren und nicht greifbaren Beiträgen, wie bspw. das persönliche Wissen des Patienten über seine Beschwerden oder medizinische Dokumente zu seiner Krankheitsgeschichte benötigt. Das Einbringen der Ressourcen unterstützt die Aktivitäten und Interaktionen zwischen den Beziehungteilnehmern während des Prozessablaufs und ist somit maßgeblich am Prozesserfolg beteiligt.[88]

Neben diesen beiden Rollen ist die nach *Toffler* (1980) definierte und geprägte Rolle eines Konsumenten als Prosumers entstanden, welche sich aus den englischen Wörtern des Producer und des Consumer zusammensetzt. Hierbei übernimmt der Patient in Eigenleistung Aufgaben des Arztes. Als Beispiel im Kontext der Gesundheitsdienstleistung wird an dieser Stelle die Selbsthilfe des Patienten aufgeführt, der zum einen selbstständig kleine Untersuchungen an sich oder anderen Personen durchführt, zum anderen in Selbsthilfegruppen tätig ist und dort als Ratgeber die Auskünfte eines Fachmannes ersetzt.[89] Allerdings ist für eine medizinische Versorgung im Kontext dieser Arbeit stets der Kontakt zu medizinischem Fachpersonal Voraussetzung. Im Falle des Prosumers nach *Toffler* (1980) ist dieser Zustand aufgrund des vollständigen Ersatzes der Anbieterleistung durch Eigenleis-

---

[86] Vgl. *HARDYMAN/DAUNT/KITCHENER* (2015), S. 94.
[87] Vgl. *VARGO/LUSCH* (2004), S. 7; *LUSCH/VARGO/O'BRIEN* (2007), S. 5f. und *VARGO* (2009), S. 374f. und *VARGO/LUSCH* (2008), S. 8f.
[88] Vgl. *MCCOLL-KENNEDY* et al. (2012), S. 375 und *EDVARDSSON/TRONVOLL/GRUBER* (2011), S. 327.
[89] Vgl. *TOFFLER* (1980), S. 272ff. und *RITZER/DEAN/JURGENSON* (2012), S. 379f.

tung nicht gegeben. Dennoch soll die Rolle des Prosumers für die Patientenintegration im Rahmen der vorliegenden Arbeit berücksichtigt werden, da hierbei durchaus Verbindungen zu ärztlichen Leistungen herzustellen sind, wie bspw. die Informationsweitergabe in Selbsthilfegruppen, die zuvor im Rahmen einer ärztlichen Behandlung erlangt wurden.

Zusammengefasst stellt die Patientenintegration im Behandlungsprozess der medizinischen Versorgung eine Abfolge möglicher Aktivitäten dar, die nach den individuellen Bedürfnissen des Patienten stark oder weniger stark ausgeprägt sein können. Darüber hinaus agiert der Patient hauptsächlich in der Rolle des Co-Produzenten, indem er Ressourcen zur Verfügung stellt und selbst aktiv an der Leistungserstellung der Behandlung mitwirkt.

Nachdem die Patientenintegration definiert und systematisiert wurde, sollen im folgenden Abschnitt die Auswirkungen der Patientenintegration sowohl aufseiten des Arztes als auch aufseiten des Patienten und somit auch ihre Bedeutung für das gesamte deutsche Gesundheitswesen aufgezeigt werden.

2.5 Auswirkungen der Patientenintegration

Viele Studien haben sich im Laufe der Zeit mit den Auswirkungen der aktiven Patientenrolle in der Leistungserstellung der medizinischen Versorgung beschäftigt. Dabei zeigt sich, dass sowohl für den Patienten als auch für den Arzt individuelle Effekte zu erkennen sind, aber die Hauptwirkungen der Patientenintegration in der direkten Beziehung zwischen dem Arzt und seinem Patienten liegen. Zusammengenommen haben diese Einzelwirkungen wiederum gesamtwirtschaftliche Folgen, die insbesondere für den Auftrag einer erhöhten Effizienz im deutschen Gesundheitssystem interessant sind. Darüber hinaus lassen sich die Auswirkungen den drei Bereichen der medizinischen, der ökonomischen und der sozialen Folgen zuordnen. Allerdings gestaltet sich eine spezifische Zuordnung eher schwierig, da die einzelnen Ausprägungen eine enge Verknüpfung aufweisen. Daher werden die gesamten Auswirkungen im folgenden Abschnitt eher in einem Gesamtüberblick betrachtet.

Die effiziente Ausgestaltung des medizinischen Versorgungsprozesses gestaltet sich infolge ihrer Kontaktintensivität eher schwierig.[90] Allerdings ist es möglich,

---

[90] Vgl. *CHASE/TANSIK* (1983), S. 1042f.

über eine Ausweitung des integrativen Verhaltens des Patienten die Leistungserstellung effizienter auszugestalten und somit bessere Gesundheitsergebnisse zu erzielen. Hierzu sind drei Wege hervorzuheben. Zum einen das Ziel der besseren Ergebnisse bei gleichbleibenden Kosten. Zum anderen gleiche Ergebnisse bei niedrigeren Kosten zu erzielen. Und als dritte Möglichkeit die Erreichung besserer Ergebnisse bei geringeren Kosten.[91] In Anhang 2 wird das Potenzial einer Effizienzverbesserung im Leistungsprozess der medizinischen Versorgung durch eine erhöhte Patientenintegration dargestellt.[92]

Der Ansatz einer effizienteren Ausgestaltung auf Kostenebene ist durch zwei Richtungen geprägt. Einen großen Beitrag zur Einsparung von Leistungs- und Personalkosten ist über die Externalisierung von Aufgaben der Leistungserstellung von dem Anbieter auf den Nachfrager möglich.[93] Da allerdings in Abschnitt 2.4 festgestellt wurde, dass der sogenannte Self-Service Charakter im Gesundheitsmarkt nicht auftritt, ist insbesondere die zweite Möglichkeit der Kosteneinsparung in Form einer potenziellen Beschleunigung der Leistungserstellung durch eine interaktive Mitwirkung des Konsumenten entscheidend. Im Falle der stark interaktiven Leistungserstellung im Bereich der medizinischen Versorgung ist die eingebrachte Mitarbeiterzeit ein wichtiger Kostenfaktor[94], welche stark von der Erscheinungsform des integrativen Verhaltens des Konsumenten abhängt. Ist dieses durch eine konstruktive und kooperative Mitarbeit geprägt, kann die Leistungserstellung zeitsparender durchgeführt werden, wodurch einerseits die Produktivität gesteigert, andererseits insbesondere die Personalkosten, aber auch die Produktionskosten gesenkt werden können.[95] Die negativen Auswirkungen der Patientenintegration auf Kostenebene zeigen sich, wenn das Integrationsverhalten des Konsumenten Fehler oder Schwächen aufweist und somit nicht zu einer optimalen Leistungserstellung beiträgt. Dies führt einerseits dazu, dass der Leistungsprozess länger andauert, andererseits muss der Leistungsanbieter mit zusätzlichen Mitteln aushelfen, um ein erfolgreiches Leistungsergebnis zu erzielen.[96] Ein konkretes Beispiel für den Kostenansatz im Bereich der Patientenintegration liefert die mangelnde Therapietreue (Non-Compliance). Hierbei zeigt sich, welches Ausmaß ein fehlendes, patientenseitiges Mitwirken bereits in einem kleinen Bereich des großen Spektrums der Pa-

---

[91] Vgl. *ANGELMAR/BERMAN* (2007), S. 148.
[92] Vgl. *VON REIBNITZ/SCHNABEL/HURRELMANN* (2001), S. 14f.
[93] Vgl. *ENGELHARDT* (1996), S. 80.
[94] Vgl. *MILLS/CHASE/MARGULIES* (1983), S. 303.
[95] Vgl. *BÜTTGEN* (2007), S. 77.
[96] Vgl. *RECKENFELDERBÄUMER* (2009), S. 222.

tientenintegration annehmen kann. Alleine aufgrund der nicht vorhandenen Compliance werden generell in Deutschland direkte Kosten von bis zu 10 Milliarden Euro pro Jahr verursacht, z. B. durch zusätzliche Klinikaufenthalte, Notfalleinweisungen und zusätzliche Pflegeleistungen.[97]

Unter Berücksichtigung der ökonomischen Aspekte liefert die Ausweitung der Patientenintegration eine gute Grundlage, um über eine effektivere Prozessgestaltung die Kosten zu senken und dadurch eine effizientere Leistungserstellung zu ermöglichen. Neben der ökonomischen Betrachtung dient als zweiter Ansatz die bereits erwähnte Ergebnisverbesserung, wobei in der vorliegenden Arbeit hierzu insbesondere die Behandlungsqualität und die Patientenzufriedenheit als Indikatoren des Behandlungsergebnisses in den Fokus gestellt werden.

Wie bereits in Abschnitt 2.4 festgestellt wurde, ist der Patient ein integraler Bestandteil der medizinischen Versorgung, der mit unterschiedlicher Intensität am Ergebnis des medizinischen Behandlungsprozesses beteiligt ist. Allerdings steht für ihn nicht die Produktivität im Vordergrund, sondern vielmehr die Erfüllung seiner Bedürfnisse in Form einer vollständigen Genesung und damit einhergehend die Zufriedenheit über die erbrachte Leistung.[98] Infolgedessen ist es notwendig, dass der Patient seine persönlichen Wünsche und nötigen Informationen mit seinem Arzt teilt, um der Eigenschaft der Spezifizierung gerecht zu werden.[99] Die direkte Ausrichtung der Leistungserstellung an den Bedürfnissen des Patienten führt zu einer gesteigerten Leistungsqualität, da die Leistungen genau den Vorstellungen und Erwartungen des Nachfragers entsprechen und dieser somit auch schneller zufrieden ist.[100] Darüber hinaus führt eine steigende Patientenzufriedenheit neben sozialen Zielen auch zu medizinischen Erfolgen.[101] Dies zeigt sich darin, dass aktive Patienten zufriedener mit ihrer Versorgung sind und sich dementsprechend mehr verpflichtend gegenüber ihren Behandlungsplänen verhalten. Zudem sind Ärzte aktiven Patienten gegenüber offener mit Informationen und Unterstützungsleistungen, wodurch das Verständnis des Patienten über seine Krankheit und deren Behandlungsmöglichkeiten verbessert wird. All diese Faktoren wirken gemeinsam auf eine wirksame Verbesserung des Krankheitszustandes bei aktiven

---

[97] Vgl. *BRAUN/MARSTEDT* (2012), S. 57.
[98] Vgl. *BITNER* et al., (1997), S. 197f.
[99] Vgl. *GILL/WHITE/CAMERON* (2011), S. 154.
[100] Vgl. *FLIEß* (2015), S. 228.
[101] Vgl. *LITTLE/KINMONTH* (1997), S. 726.

Patienten, wohingegen diese Wirkungen bei passiven Patienten seltener auftreten.[102] Somit zeigt sich, dass im Bereich der medizinischen Versorgung die Mitwirkung und Kooperation des Patienten eine positive Wirkung auf die Beschwerden und den allgemeinen Gesundheitszustand haben.[103]

Des Weiteren führt die direkte Zusammenarbeit im Behandlungsprozess zu einer Verantwortlichkeitsverschiebung, wodurch der Patient verstärkt eigenständig Kontrolle über den Behandlungsprozess übernimmt. Dies wirkt wiederum direkt auf das Wohlbefinden des Patienten, denn ihm werden durch das zunehmende Kontrollgefühl negative Emotionen genommen, wodurch er seine vollständige Kraft und Konzentration für die Aktivitäten zur Wiederherstellung der Gesundheit einsetzen und somit auf langfristige Sicht eine Neuerkrankung vermindert oder sogar verhindert werden kann.[104] Die ausgeprägte Auseinandersetzung mit der eigenen Erkrankung und deren Genesung führt zusätzlich zu einem erhöhten Verständnis über die eigene Gesundheit und der Patient entwickelt ein größeres Gesundheitsbewusstsein. Hierdurch wird vor allem in einfachen Fällen, wie z. B. bei einer Erkältung, die Selbstmedikation durch den Patienten gestärkt, wodurch unnötige Arztbesuche und damit eine Verschwendung kostbarer Ressourcen verringert werden.[105] Aufgrund des gestärkten Verständnisses gegenüber der eigenen Gesundheit nimmt auch die Gewissenhaftigkeit zu, mit der sich der Patient im Krankheitsfall an seiner Behandlung beteiligt. Infolgedessen werden sämtliche Aktivitäten pflichtbewusster durchgeführt, wodurch mögliche Komplikationen vermieden und die Dauer der Genesung reduziert werden können.[106]

Einen entscheidenden Beitrag zu einer schnellen und erfolgreichen Genesung liefert die Therapietreue des Patienten, denn befolgt er sämtliche Anweisungen seines Arztes, wird das gewünschte Behandlungsergebnis in der Regel schneller erreicht.[107] Demzufolge kann gesagt werden, dass Patienten, die sich ihrer Therapie gegenüber treu verhalten und ihre Integrationsaktivitäten dahingehend ausrichten, eine höhere Lebensqualität während ihrer Behandlung aufweisen als Patienten mit einer geringen Therapietreue.[108] Für eine starke Therapietreue ist es grundsätzlich wichtig, den Patienten durch den Arzt in sämtliche Entscheidungsprozesse seiner

---

[102] Vgl. *STREET* et al. (2005), S. 960.
[103] Vgl. *BRODY* et al. (1989), S. 510.
[104] Vgl. *SEGAL* (1998), S. 37.
[105] Vgl. *GOUTHIER/TUNDER* (2011), S. 40.
[106] Vgl. *MAHLER/KULIK* (1990), S. 749.
[107] Vgl. *DELLANDE/GILLY/GRAHAM* (2004), S. 88.
[108] Vgl. *MCCOLL-KENNEDY* et al. (2012), S. 384.

medizinischen Versorgung einzubeziehen. Jedoch gehen die Auswirkungen der gemeinsamen Entscheidungsfindung in zwei unterschiedliche Richtungen. Einerseits zeigen Studien, dass sich eine aktive Beteiligung vonseiten des Patienten positiv auf das Behandlungsergebnis auswirkt, da dem Patienten hierdurch Ängste und Unsicherheiten genommen werden, wodurch Nebenerkrankungen, wie bspw. auftretende Depressionen, vermieden werden können. Andererseits führt die zunehmende Mitwirkung zu einer gesteigerten Übernahme von Verantwortung über die eigene Gesundheit, wodurch insbesondere bei schwerwiegenden gesundheitlichen Entscheidungen die negativen Gefühle anstatt sich zu verringern ansteigen.[109] Allerdings bedeutet eine zunehmende Beteiligung trotz steigender Verantwortungsübernahme nicht zwangsläufig ein höheres wahrgenommenes Risiko für den Patienten. Vielmehr kann die aktive Rolle als Co-Produzent zu einer Senkung des wahrgenommenen Risikos beitragen, da der Patient durch die Integration in seine medizinische Versorgung für sich einen deutlichen Mehrwert erzielt, wie z. B. die Vermeidung einer erneuten Erkrankung aufgrund einer ausgeprägten Gesundheitskompetenz.[110]

Zusammenfassend lässt sich für die Auswirkungen der Patientenintegration aufseiten des Patienten festhalten, dass je größer die Höhe der direkten Aktivitäten des Patienten in seine medizinische Versorgung ist, desto höher ist auch das Niveau der positiven Ergebnisse, die er aus dem Behandlungsprozess erfährt.[111] Andererseits führt eine opportunistische Verhaltensweise des Patienten in der Regel dazu, dass sich der Ablauf der Genesung verlängert oder sich sogar der Krankheitszustand über die Zeit weiter verschlechtert.[112]

Neben dem Interesse des Patienten zielt auch der Arzt in dem Behandlungsprozess auf eine schnelle Genesung der vorherrschenden Erkrankung. Daher hat auch die Seite des fachmännischen Leistungserbringers einen entscheidenden Einfluss auf die Patientenintegration und damit einhergehend auf deren Auswirkung. Dies zeigt sich insbesondere in der Arzt-Patienten-Kommunikation, welches ein geeignetes Instrument darstellt, das Behandlungsergebnis zu verbessern. Ein optimaler Informationstransfer ermöglicht eine effektive Behandlung, da der Patient dem Arzt gegenüber seine Bedürfnisse, seine Präferenzen und seine Erwartungen besser und schneller ausdrückt. Hierdurch kann sowohl die Behandlung als auch die Gene-

---

[109] Vgl. *GUADAGNOLI/WARD* (1998), S. 332.
[110] Vgl. *LUSCH/VARGO/O'BRIEN* (2007), S. 12.
[111] Vgl. *LENGNICK-HALL/CLAYCOMB/INKS* (2000), S. 361.
[112] Vgl. *KELLER* (2002), S. 94.

sung beschleunigt werden, was wiederum positiv auf die Verbesserung des funktionalen und psychischen Krankheitszustandes des Patienten wirkt.[113] Darüber hinaus stärkt eine ausgeprägte Kommunikation zwischen Arzt und Patient dessen Vertrauensverhältnis, was in einer Stärkung der Patientenbindung mündet. Infolge einer aktiven Beteiligung investiert der Patient wertvolle Ressourcen in die Leistungserstellung, wodurch das Abhängigkeitsverhältnis gegenüber seinem Arzt verstärkt wird. Das hierbei entstehende Commitment lässt die Wechselkosten für den Patienten ansteigen, sodass damit die Bindung des Nachfragers zu seinem Anbieter gestärkt wird.[114]

Allerdings zeigen sich auch aufseiten der Leistungserbringer unterschiedliche Meinungen über den Nutzen der Patientenintegration. Die Optimisten sehen darin ein nützliches Instrument über schnellere Behandlungsabläufe und verbesserte Gesundheitsergebnisse die Leistungserstellung effizienter auszulegen, wodurch zusätzlich die Nachfrage nach Gesundheitsleistungen reduziert und damit einhergehend die Ressourcennutzung verbessert werden kann,[115] wohingegen die Pessimisten eher die negativen Auswirkungen infolge des besser informierten und aktiven Patienten in den Vordergrund rücken. Zum einen führt das selbstbewusste Auftreten des Patienten zu einer Belastung bei dem medizinischen Fachpersonal, da diese einem enormen Leistungsdruck ausgesetzt werden, um den erhöhten Ansprüchen der Leistungsempfänger gerecht zu werden, denn die Erfüllung der hohen Patientenerwartungen ist entscheidend dafür, den Patienten zufriedenzustellen und somit eine Abwanderung oder eine negative Weiterempfehlung zu verhindern.[116] Zum anderen sehen viele Ärzte die Patientenintegration als problematisch an, da aus ihrer Sicht Legitimität und Authentizität des Patienten als informierter und aktiver Co-Produzent in der medizinischen Versorgung nicht gegeben sind. Sie sehen eher den Laienpatienten als den wissenden Partner.[117] Durch die Integration des Patienten erlangt der Arzt zwar nützliche Informationen und Unterlagen, die hilfreich für eine schnelle Diagnosestellung sein können. Dennoch finden viele das Wissen und den Input des Patienten als zu subjektiv und unzureichend, um einen produktiven Beitrag leisten zu können.[118] Aufgrund der fehlenden Fachkenntnisse werden erlangte Informationen von den Patienten falsch interpretiert und sie führen Hand-

---

[113] Vgl. *STREET* et al. (2005), S. 961 und *STEWART* (1995), S. 1429.
[114] Vgl. *KLEINALTENKAMP* (2000), S. 348ff.
[115] Vgl. *OUSCHAN/SWEENEY/JOHNSON* (2006), S. 1082.
[116] Vgl. *GOUTHIER* (2001), S. 58.
[117] Vgl. *EL ENANY/CURRIE/LOCKETT* (2013), S. 25.
[118] Vgl. *COOK* (2002), S. 518.

lungen während ihrer medizinischen Versorgung durch, die negativ auf das Behandlungsergebnis wirken.[119] Daher wollen einige Ärzte das Ungleichgewicht der Kontroll- und Machtverteilung wahren, um sämtliche Zweifel an ihren Fähigkeiten sowie aufkommende Meinungsverschiedenheiten bereits von vornherein zu unterbinden. Allerdings führen diese Verhaltensweisen des medizinischen Fachpersonals bei den Patienten zu Reaktanzverhalten, wodurch die Effektivität des Versorgungsprozesses gefährdet und somit die Versorgungszeit verlängert wird.[120] Diese Ärzte begründen ihre Haltung dadurch, dass sie sich bereits jetzt schon einem enormen Zeitdruck ausgesetzt fühlen, der ihrer Meinung nach durch das aktive Interagieren des Patienten weiter verstärkt wird. Dagegen haben *Edwards, Elwyn und Mulley* (2002) gezeigt, dass eine adäquate Diskussion zu Beginn einer Behandlung den weiteren Verlauf durch eine prägnante und präzise Abhandlung beschleunigt. Somit nimmt ein aktiver Patient keinen unnötigen Einfluss auf die Behandlungszeit, sondern ermöglicht im Ganzen sogar eine Zeiteinsparung.[121]

Dennoch ist die Qualität der eingebrachten Leistung des Patienten durch den Arzt nur schwer bestimmbar. Dies führt zu einer gewissen Planungsunsicherheit für den Leistungserbringer, da er zum einen nicht einschätzen kann, wie nützlich der Beitrag des Patienten zur Leistungserstellung ist.[122] Zum anderen ist das Leistungsverhalten des Nachfragers nur bedingt vorhersehbar, da nicht alle Patienten die Meinung vertreten, dass der beste Lösungsweg für eine schnelle und erfolgreiche Genesung über die Patientenintegration führt. Häufig wird die aktive Mitwirkung von den Konsumenten nicht als zusätzlicher Nutzen angesehen, sondern eher als lästige Pflicht empfunden.[123] Daher ist die Unterscheidung zwischen der vom Patienten gewollten Integration und der vom Arzt geforderten Integration ein zu berücksichtigender Aspekt bei der Auslegung der Auswirkungen der Patientenintegration. Ist der Patient gewillt, sich aktiv zu beteiligen, bringt dieser sämtliche integrative Verhaltensweisen ohne das Zutun des Arztes auf. Wird dagegen die Mitwirkung des Patienten an seiner medizinischen Versorgung durch den Arzt gefordert, gibt dieser die nötigen Handlungen vor.[124] Hierbei ist darauf zu achten, dass der Patient während der Leistungsinanspruchnahme nicht unter Druck gesetzt

[119] Vgl. *CLINE/HAYNES* (2001), S. 674f.
[120] Vgl. *SAY/THOMSON* (2003), S. 545.
[121] Vgl. *EDWARDS/ELWYN/MULLEY* (2002), S. 829 und *SAY/THOMSON* (2003), S. 542.
[122] Vgl. *MEYER/MATTMÜLLER* (1987), S. 193.
[123] Vgl. *AUH* et al. (2007), S. 368.
[124] Vgl. *STREET* et al. (2005), S. 963.

wird, da sich bei unwilligen Patienten die Integration negativ auf die Leistungserfahrung und den wahrgenommenen Nutzen auswirkt.[125] Demnach gelingt eine erfolgreiche Patientenintegration mit positiven Auswirkungen einerseits, wenn der Arzt und sein Patient hinsichtlich des gewollten und des geforderten Einbezugs des Patienten in den Behandlungsprozess die gleiche Einstellung vertreten, denn freiwillige Partnerschaften münden in mehr Zufriedenheit, höherer Therapietreue und einem besseren Behandlungsergebnis, wohingegen in Situationen der medizinischen Versorgung mit unterschiedlichen Erwartungen und Bedürfnissen vonseiten des Arztes und des Patienten Unzufriedenheit, mangelnde Therapietreue und ein schlechteres Behandlungsergebnis entstehen.[126] Andererseits muss das medizinische Fachpersonal das Potenzial des Patienten als nützliche Ressource erkennen und diesem auch ermöglichen, sich aktiv an seiner medizinischen Versorgung zu beteiligen, wenn dies gewünscht ist. Der Arzt besitzt zwar das medizinische Fachwissen, aber nur der Patient kennt seine Krankheitsgeschichte. Daher werden innerhalb der Austauschbeziehung der medizinischen Versorgung beide Seiten an Wissen und Informationen benötigt, um den Heilungsprozess der Erkrankung gemeinsam zu koordinieren und dadurch den Behandlungserfolg zu verbessern.[127]

Schlussfolgernd kann gesagt werden, dass infolge einer gelungenen Patientenintegration sowohl aufseiten des Patienten als auch aufseiten des Arztes eine größere Wissensbasis entsteht, infolgedessen der Behandlungsprozess effektiver gestaltet werden kann und somit das vorhandene Effizienzpotenzial ausgeschöpft wird. Daher stellt die Patientenintegration ein geeignetes Instrument für wirtschaftliches Handeln im deutschen Gesundheitsmarkt dar. In Abbildung 2 werden die Auswirkungen der Patientenintegration grafisch zusammengefasst.

---

[125] Vgl. *HARDYMAN/DAUNT/KITCHENER* (2015), S. 103.
[126] Vgl. *JAHNG* et al. (2005), S. 308f.
[127] Vgl. *NORDGREN* (2009), S. 119 und *COULTER* (2002), S. 649.

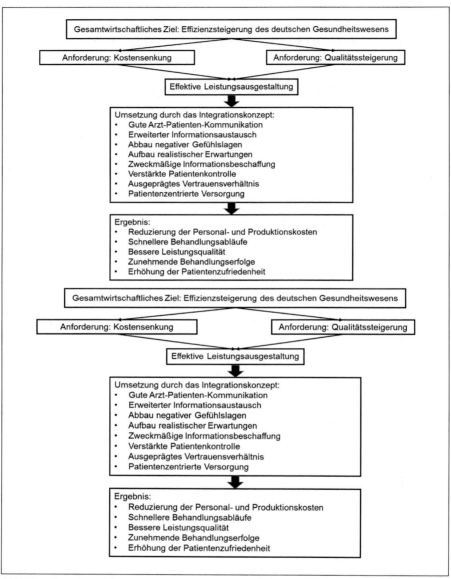

Abbildung 2:   Auswirkungen der Patientenintegration.
                Quelle: Eigene Darstellung

Nachdem die Grundlagen der Patientenintegration dargelegt wurden, soll in Kapitel 3 das Untersuchungsmodell der empirischen Analyse entwickelt werden.

Hierzu werden zunächst bisherige Forschungsbeiträge zum Kontext des vorliegenden Themas aufgeführt, um darauf aufbauend anhand theoretischer und sachlogischer Erklärungsabhandlungen potentielle Einflussfaktoren der Patientenintegration in der medizinischen Versorgung zu erläutern und dazugehörige Forschungshypothesen zu formulieren. Abschließend wird das gesamte Untersuchungsmodell dieser Arbeit zusammenfassend dargestellt.

3 Theoretischer Bezugsrahmen und Ausarbeitung des Untersuchungsmodells

3.1 Bisherige Forschungsbeiträge zu Einflussfaktoren der Patientenintegration

Mit der zunehmenden Bedeutung der aktiven Beteiligung des Patienten an der Leistungserstellung haben auch die Beiträge in diesem Forschungsgebiet stark zugenommen. Allerdings ist anzumerken, dass noch keine direkte Ausarbeitung für den Kontext der Patientenintegration in der medizinischen Versorgung aufzufinden ist. Vielmehr werden in den bisherigen Arbeiten einzelne Aspekte eines integrativen Verhaltens vonseiten des Patienten und deren Determinanten hervorgehoben. Dennoch dienen diese Forschungsbeiträge im Gesamten aufgrund ihrer Aktualität und des inhaltlichen Zusammenhanges als Bezugsrahmen für die vorliegende Ausarbeitung und werden bei der Ausgestaltung des Untersuchungsmodells und der Operationalisierung der Messmodelle herangezogen. Hierzu werden die nach dem Ermessen der Autorin wichtigsten Studien für den vorliegenden Kontext in chronologischer Reihenfolge, beginnend mit dem neusten Beitrag, kurz vorgestellt.

Auh et al. (2007) untersuchen in ihrer empirischen Studie anhand eines Modelles der Co-Produktion ausgewählte Einflussfaktoren und Auswirkungen des Integrationsverhaltens der Nachfrager bei einer stark integrativen Leistungserstellung, wie zum einen bei Kunden im Finanzdienstleistungssektor, zum anderen bei Patienten in der medizinischen Versorgung. Ihr Ziel ist es zu bestimmen, inwieweit die Co-Produktion innerhalb des Leistungserstellungsprozesses vonseiten des Konsumenten mit dessen Loyalität gegenüber dem Anbieter verbunden ist und welche Determinanten den Grad der Co-Produktion bestimmen bzw. erhöhen. Sie kommen zu dem Ergebnis, dass die Kommunikation zwischen den Partnern einer Austauschbeziehung und das Wissen des Konsumenten eng mit dem Integrationsgrad verbunden sind. Zudem wird gezeigt, dass im Patienten-Arzt Kontext die patientenseitige Co-Produktion einen positiven Einfluss auf die Bindung zum jeweiligen Arzt hat.[128]

---

[128] Siehe hierzu *AUH* et al. (2007).

Street, Gordon und *Haidet* (2007) erforschen einerseits die Fragestellung über die Beziehung einer patientenzentrierten Kommunikation der Ärzte und deren Auswirkung auf die Wahrnehmung durch den Patienten, andererseits die Frage, in welchem Grad die Charaktereigenschaften des Arztes, die demografischen Merkmale des Patienten, die Arzt-Patienten-Konkordanz und die Kommunikationsweise des Patienten die Arzt-Patienten-Kommunikation beeinflussen. Hierzu wurden neben der Verhaltensweise des Arztes auch die aktive Beteiligung des Patienten im Behandlungsprozess gemessen, mit dem Ergebnis, dass die Kommunikationsweise des Arztes stark durch das integrative Verhalten des Patienten bestimmt wird. Darin wird die massive Wirkung der gegenseitigen Einflussnahme in dieser Wechselbeziehung deutlich, da das Verhalten des Arztes die Reaktionen des Patienten bestimmt und vice versa.[129]

Martin et al. (2005) beschäftigen sich mit den Schlüsselfaktoren, die zu einer Verbesserung der Patientenadhärenz beitragen, da diese ausschlaggebend für die Erzielung hochwertiger Gesundheitsergebnisse ist. Eine negative Adhärenz des Patienten hat neben der Gefährdung der eigenen Gesundheit auch eine nennenswerte wirtschaftliche Folge, die es zu verhindern gilt. Daher dient dieser Beitrag zur Bestimmung der Determinanten aufseiten des Patienten, die zu einer erfolgreichen Adhärenz beitragen, wie z. B. das Patientenverständnis, das Vertrauen in die therapeutische Beziehung sowie eine klare und ausgeprägte Kommunikation mit dem medizinischen Fachpersonal. Ihre Kernaussage zeigt, dass der entscheidende Faktor für eine erfolgreiche Adhärenz eine intensive Arzt-Patienten-Beziehung ist, denn diese fördert die Zufriedenheit des Patienten, reduziert die Risiken einer negativen Adhärenz und verbessert somit die Gesundheitsergebnisse.[130]

Es zeigt sich, dass in der bisherigen Forschung zu den Einflussfaktoren für integratives Verhalten von Patienten bereits viele Determinanten bestimmt wurden. Allerdings beziehen sich die Beiträge in der Regel nur auf einzelne Aspekte und Ausprägungen der im Kontext der vorliegenden Arbeit definierten Patientenintegration. Daher bietet diese Arbeit einen neuen Ansatz, indem die medizinische Versorgung holistisch betrachtet wird, das heißt sämtliche Bereiche, die ein integratives Verhalten des Patienten in der medizinischen Versorgung erklären, werden berücksichtigt, um deren Bezugsfaktoren im Allgemeinen zu bestimmen. Dies hat den Vorteil, dass die Einflüsse der einzelnen Determinanten auf die Patientenintegration untereinander ins Verhältnis gesetzt werden können, wodurch Aussagen

---

[129] Siehe hierzu *STREET/GORDON/HAIDET* (2007).
[130] Siehe hierzu *MARTIN* et al. (2005).

über die relative Wichtigkeit einzelner Determinanten getroffen werden können. Um dieser Aufgabe nachzukommen, soll in den folgenden Abschnitten ein umfassendes Untersuchungsmodell zu den Einflussfaktoren der Patientenintegration in der medizinischen Versorgung und deren Wirkungsbeziehungen konzipiert werden.

3.2 Theoretische Erklärungsbeiträge

Zunächst soll ein Überblick über theoretische Ansätze zum Thema Integrationsverhalten gegeben werden. Hierbei lassen sich insbesondere zwei Theoriezweige unterscheiden. Einerseits handelt es sich um die gesundheitsökonomische Perspektive, die den Gesundheitszustand als Ergebnis einer Produktionsfunktion darstellt. Nach ihr ist es möglich, die Optimalität des Verhaltens der Individuen und die Effizienz des Einsatzes knapper Ressourcen zu bewerten. Das bekannteste Modell in diesem Zusammenhang ist das Modell von *Grossman* (1972 und 2000) zur Inanspruchnahme medizinischer Leistungen. Allerdings konnte dieses Modell in späteren empirischen Studien nicht vollständig bestätigt werden, da die Unsicherheit der Steuerung über den Gesundheitszustand des Patienten nicht berücksichtigt wird.[131] Zudem liegt der Kernpunkt der vorliegenden Arbeit nicht auf der gesundheitsökonomischen Sichtweise des Integrationsverhaltens, sodass diese im weiteren Verlauf nicht weiter berücksichtigt wird.[132] Vielmehr wird der theoretische Bezugsrahmen für die Analyse der Einflussfaktoren der Patientenintegration in der medizinischen Versorgung in dieser Studie durch sozialwissenschaftliche Verhaltensmodelle bestimmt und gründet sich andererseits auf der vorherrschenden verhaltenswissenschaftlichen Perspektive. Leider konnte hierin keine Theorie gefunden werden, die zur Erläuterung aller potentiellen Determinanten und deren aufgestellten Hypothesen anwendbar ist. Daher wird die Auslegung eines Konstruktes auf einen jeweils passenden theoretischen Ansatz begründet. Hierbei wird auf den symbolischen Interaktionismus der Rollentheorie von *Mead* (1934), auf die Prinzipal-Agenten-Theorie von *Jensen* und *Meckling* (1976), die Transaktionskostentheorie nach *Coase* (1937), die kognitive Bewertungstheorie nach *Lazarus* (1999) und auf die Dissonanztheorie von *Festinger* (1957) zurückgegriffen. Zusätzlich dienen der Self-Locus-of-Control Ansatz nach *Bradley* und *Sparks* (2002), sowie

---

[131] Vgl. *BREYER/ZWEIFEL* (1997), S. 69ff.

[132] Für detaillierte Ausführungen bezüglich des Grossman-Modells eignen sich insbesondere die Artikel „On the Concept of Health Capital and the Demand for Health" von *GROSSMAN* (1972) sowie „The Human Capital Model" von *GROSSMAN* (2000).

das Involvement-Commitment-Modell von *Beatty, Kahle* und *Homer* (1988), das Expertise-Modell von *Baer* (1986), das transaktionale Stressmodell nach *Lazarus* (1974) sowie der Kognitivismus nach *Tolman* (1920) als theoretische Grundlagen.

Eine genaue Erläuterung der einzelnen Ansätze wird in den jeweiligen Abschnitten der einzelnen Konstrukte gegeben. Hierbei gliedert sich der gesamte Hypothesenaufbau in den Erklärungsbeitrag einer vorhandenen Theorie, einer Beschreibung des Konstruktes, wobei diese durch die Schriftform „Fett" hervorgehoben werden, sowie die Auslegung bereits vorhandener Studien, um auf diesen Grundlagen die Forschungshypothese der vorliegenden Arbeit zur Bestimmung der Determinanten der Patientenintegration in der medizinischen Versorgung abzuleiten. Die verwendeten potentiellen Einflussfaktoren werden hierbei untergliedert, in arztbezogene Faktoren, therapiebezogene Faktoren, patientenbezogene Faktoren und aufwandsbezogene Faktoren.

3.3 Einflussfaktoren der Patientenintegration und Entwicklung der Forschungshypothesen

3.3.1 Kooperationsbereitschaft als arztbezogener Faktor

Wichtig für eine erfolgreiche Leistungserstellung ist, dass der Patient seine eingenommene Rolle im Behandlungsprozess versteht. *Büttgen* (2007) bezeichnet als Rolle bei einer interaktiven Leistungserstellung „dass der Kunde mehr oder minder klare Verhaltensmuster mit einer spezifischen Leistungssituation verbindet".[133] Um das Rollenverständnis in der Arzt-Patienten-Konstellation zu erklären, dient der Symbolische Interaktionismus von *Blumer* (1980) auf dem Gebiet der Rollentheorie zur Erklärung der Bildung und Wirkung persönlicher Rollen.[134] Dieser umschreibt die individuellen Rollen von Einzelpersonen, sowie deren Entstehung und Entwicklung infolge sozialer Interaktionen und Konzepte da die Teilnehmer hierdurch ihre eigene Rolle und die des Partners verstehen und interpretieren können. Demnach liefern die Normen einer Beziehung die Grundlage, worauf das eigentliche Rollenverständnis jedes Teilnehmers aufbaut.[135] Die ablaufenden Interaktionen sind somit entscheidend für die Rollenbildung innerhalb eines Prozesses, da

---

[133] *BÜTTGEN* (2007), S. 127.
[134] Vgl. *BLUMER* (1980), S. 81ff.
[135] Vgl. *BIDDLE* (1986), S. 71.

hierdurch die für die Beziehung entscheidenden Erwartungen der Teilnehmer festgelegt werden, an denen sich wiederum eine erfolgreiche Interaktion anknüpft. Vorausgesetzt wird, dass die Teilnehmer je nach Situation in der Lage sind, ihre geforderte Rolle auch einzunehmen.[136] Darüber hinaus ist eine verständliche Interaktion zwischen Sender und Empfänger innerhalb einer Austauschbeziehung wichtig, in der die jeweiligen Erwartungen deutlich kommuniziert und entsprechend interpretiert werden können, um daraus die richtigen und notwendigen Handlungsweisen abzuleiten, denn diese werden das zukünftige Interaktionsgeschehen abermals beeinflussen.[137]

Auf diese Grundlage bezogen kann gezeigt werden, dass das Verhalten des Fachpersonals in der medizinischen Versorgung als einer der dominierenden und in der Literatur sehr häufig vertretenen Einflussfaktoren auf das integrative Verhalten von Patienten gilt. Insbesondere die **Kooperationsbereitschaft des Arztes**, die eine ausgeprägte Kommunikationsbereitschaft beinhaltet, hat hierbei einen entscheidenden Einfluss, denn es ist die Aufgabe des medizinischen Fachpersonals sich auf eine partnerschaftliche Beziehung mit den Patienten einzulassen, indem sie ihnen mit unterstützender und schützender Wirkung gegenübertreten.[138] Die Festlegung von Rollenzuteilungen innerhalb des Leistungsprozesses ermöglicht die Bestimmung des optimalen Grades an Interaktivität zwischen den Teilnehmern. Je nach bereitgestellten Möglichkeiten wird dem Patienten aufgezeigt, welche Rolle von ihm erwartet wird, damit ein erfolgreiches Prozessergebnis erzielt wird, denn der Arzt richtet den Behandlungsprozess anhand der rollenabhängigen Bereitstellung von Ressourcen aus.[139] Daher ist insbesondere die Wirkung einer regen Kommunikation als Quelle der Motivation, Beruhigung und Unterstützung ermutigend für den Patienten, sich weiterhin aktiv an seiner Genesung zu beteiligen und seine Krankheit zu besiegen.[140] Dies beinhaltet, dass der Patient in sämtliche Entscheidungen erfolgreich integriert wird. Das heißt der Arzt fordert den Patienten auf, sich zu beteiligen und dieser ist auch bereit dazu, um gemeinsam mit seinem Arzt nach einer ausführlichen Diskussion über seine Erkrankung und deren Behandlungsmöglichkeiten über die geeignete Therapie zu entscheiden. Darüber hinaus steht der Arzt auch bei psychosozialen Fragen beratend zur Seite,

---

[136] Vgl. *FISCHER/WISWEDE* (2009), S. 520f.
[137] Vgl. *KATZ/KAHN* (1967), S. 194f, *NAYLOR/PRITCHARD/ILGEN* (1980), S. 117 und *BÜTTGEN* (2007), S. 130.
[138] Vgl. *ROTER* (1977), S. 290f.
[139] Vgl. *BRODERICK* (1998), S. 358.
[140] Vgl. *KAPLAN/GREENFIELD/WARE* (1989), S. 112.

um innerhalb der Behandlung eine Atmosphäre von Interesse und Freundlichkeit zu schaffen.[141]

Das Ziel einer guten Kooperation ist es, dem Patienten sämtliche Bedenken und Unsicherheiten zu nehmen, indem die Sichtweise des Patienten legitimiert wird und Möglichkeiten gegeben werden, seine Bedürfnisse, Anliegen und Erwartungen mit dem Arzt zu diskutieren. Nach dieser Konversationsform entsteht eine gleichberechtigte Kommunikation, wobei die ablaufenden Interaktionen aufeinander aufbauen.[142] Hierdurch erkennt der Patient, dass seine Meinung innerhalb des Behandlungsprozesses wertgeschätzt wird und er fühlt sich in der Zusammenarbeit mit seinem Arzt verstanden, was sich wiederum positiv auf den Vertrauensgrad des Patienten gegenüber seinem Arzt und seiner medizinischen Versorgung auswirkt.[143] Demzufolge leitet sich die Rollenwahrnehmung, die der Patient in seiner medizinischen Versorgung ergreift, nicht nur von den eigenen Verhaltensweisen ab, sondern wird auch durch die Verhaltensweisen des Arztes bestimmt.[144]

Street et al. (2005) sind in ihrer Studie bereits dahingehend zu dem Ergebnis gekommen, dass der Aufbau einer partnerschaftlichen Beziehung durch das medizinische Fachpersonal zu einer größeren Beteiligung des Patienten an seiner medizinischen Versorgung führt.[145] Da gezeigt wurde, dass die partnerschaftliche Beziehung sowohl ein steigendes Vertrauen als auch den Abbau von Unsicherheit und negativen Emotionen beinhaltet, wird nach den vorhergegangenen Auslegungen angenommen, dass ein positiver Zusammenhang zwischen der Kooperationsbereitschaft des Arztes und dem Vertrauen des Patienten gegenüber seinem Arzt besteht. Zudem wird davon ausgegangen, dass die Kooperationsbereitschaft einen negativen Einfluss auf die vorherrschende Unsicherheit und die negativen Emotionen während einer Behandlung hat.

H_1: *Je stärker die Kooperationsbereitschaft des Arztes ausgeprägt ist, desto höher ist das Vertrauen des Patienten in das medizinische Fachpersonal.*

H_2: *Je stärker die Kooperationsbereitschaft des Arztes ausgeprägt ist, desto geringer ist die Unsicherheit des Patienten.*

H_{3a}: *Je stärker die Kooperationsbereitschaft des Arztes ausgeprägt ist, desto geringer sind die wahrgenommenen negativen Emotionen des Patienten.*

---

[141] Vgl. *BERTAKIS/ROTER/PUTNAM* (1991), S. 180.
[142] Vgl. *STREET/MILLAY* (2001), S. 66.
[143] Vgl. *EDWARDS/ELWYN* (2006), S. 315.
[144] Vgl. *LERMAN* et al. (1990), S. 29, *GRÖNROOS/OJASALO* (2004), S. 417
[145] Vgl. *STREET* et al. (2005), S. 964.

Daher wird im Umkehrschluss abgeleitet, dass eine ausgeprägte Kooperationsbereitschaft des Arztes bei dem Patienten eher die positiven Emotionen erhöht:

H3b: *Je stärker die Kooperationsbereitschaft des Arztes ausgeprägt ist, desto stärker sind die wahrgenommenen positiven Emotionen des Patienten.*

Darüber hinaus wird zusätzlich unterstellt, dass die Kooperationsbereitschaft des Arztes einen Einfluss auf die Auswirkungen der Patientenintegration hat. Daher wird im vorliegenden Fall hypothetisiert, dass infolge einer intensiven Arzt-Patienten-Beziehung die Patientenzufriedenheit ansteigt.

H4: *Die Kooperationsbereitschaft des Arztes besitzt einen positiven Effekt auf die Patientenzufriedenheit.*

3.3.2 Komplexität als therapiebezogener Faktor

Neben dem Verhalten des medizinischen Fachpersonals sind weitere situationsbedingte Einflüsse aus dem klinischen Zusammenhang zu entnehmen, die sich auf das Integrationsverhalten des Patienten auswirken. Im Kontext dieser Arbeit spielt hierbei insbesondere der Aufbau einer Behandlung als Hauptbestandteil der gesamten medizinischen Versorgung eine Rolle und bildet das Konstrukt der **Komplexität der medizinischen Versorgung**. Wie bereits gezeigt wurde, sind für die Durchführung einer Behandlung sowohl der Arzt als auch der Patient relevante Komponenten, denn der Patient beauftragt den Arzt, eine medizinische Versorgung zu leisten. Dieses Verhältnis und das Phänomen der Behandlung lassen sich über die Prinzipal-Agenten Theorie von *Jensen* und *Meckling* (1976) erklären, welche das Handeln von Menschen in Hierarchiebeziehungen beschreibt, in denen das Wohlergehen einer Partei durch das Handeln einer anderen Partei bestimmt wird.[146]

Hierbei stellt der Prinzipal einen Auftraggeber (im vorliegenden Fall den Patienten) und der Agent einen Beauftragten (das medizinische Fachpersonal) dar.[147] Der

---

[146] Vgl. *BERGEN/DUTTA/WALKER* (1992), S. 1, *SCOTT/VICK* (1999), S. 111ff. und *JENSEN/ MECKLING* (1976), S. 306.
[147] Vgl. *PRATT/ZECKHAUSER* (1985), S. 2.

Agent besitzt in der Regel einen situationsspezifischen Wissensvorsprung gegenüber dem Prinzipal. Aufgrund dieser Informationsasymmetrien gestaltet sich die Teilnahme des Prinzipals an einer Entscheidungsfindung schwierig, da dieser nur über unvollständige Informationen verfügt. Dennoch ist er aufgrund fehlender Fachkenntnisse auf die Handlungen des Agenten angewiesen.[148] Allerdings treten hierbei zwei Schwierigkeiten in den Vordergrund, die eine erfolgreiche Austauschbeziehung gefährden. Zum einen können unterschiedliche Zielvorstellungen und Wünsche zwischen dem Auftraggeber und dem Beauftragten auftreten. Zum anderen kann der Prinzipal aufgrund der fehlenden Kenntnisse die Durchführung und Qualität der Agentenbemühungen nur mit Einschränkungen oder gar nicht erkennen und beurteilen.[149] Dies führt dazu, dass der Agent verborgene Eigenschaften (hidden characteristics) besitzt, die dem Prinzipal vor der Leistungsinanspruchnahme nicht bekannt sind, wodurch die Auswahl des richtigen Agenten mit Qualitätsunsicherheit und dem Risiko einer Fehlentscheidung behaftet ist. Darüber hinaus kommt es aufseiten des Agenten zu verborgenen Handlungen (hidden actions) innerhalb der Austauschbeziehung, die der Prinzipal nicht beobachten und somit auch nicht beurteilen kann. Des Weiteren ist die Austauschbeziehung mit verborgenen Informationen (hidden information) flakniert, da der Prinzipal die Handlungen des Agenten zwar beobachten, deren Qualität aufgrund fehlender Kenntnisse jedoch nicht bestimmen kann. Ist es daneben für den Prinzipal möglich, die Handlungen des Agenten zu beobachten und zu bewerten, besteht dennoch die Gefahr von anbieterseitigen versteckten Absichten (hidden intention), welche einen weiteren Unsicherheitsfaktor für den Prinzipal in der Beziehung darstellen.[150] Neben diesen Eigenschaften ist innerhalb einer Prinzipal-Agenten Beziehung häufig gar nicht feststellbar, ob das entstandene Ergebnis auf die qualifizierten Anstrengungen des Agenten zurückzuführen ist, oder ob weitere, von außen wirkende Einflüsse das Ergebnis mit- bzw. vollständig bestimmt haben, wodurch das Unsicherheitsgefühl des Prinzipals weiter ansteigt.[151] Damit eine Austauschbeziehung problemlos funktioniert, müssen die vorherrschenden Asymmetrien abgebaut werden, damit eine ebenbürtige Partnerschaft zwischen dem Agenten und dem Prinzipal entsteht. Hierzu dienen insbesondere Informationssysteme, wie z. B. Signaling-Maßnahmen vonseiten des Agenten oder Screening-Maßnahmen vonseiten des Prinzipals, wodurch der Wissensstand beider Beziehungspartner angeglichen wird.[152]

---

[148] Vgl. *BUCHANAN* (1988), S. 318.
[149] Vgl. *EISENHARDT* (1989), S. 58.
[150] Vgl. *EBERS/GOTSCH (2006), S. 263f.*
[151] Vgl. *RIPPERGER* (2003), S. 17.
[152] Vgl. *KIENER* (1990), S. 25ff. und *JENSEN/MECKLING* (1976), S. 308.

Im Bereich der Gesundheitsleistungen zeigt sich in der Regel eine komplexe Aufbaustruktur einzelner Behandlungen. Dies ist darauf zurückzuführen, dass der gesamte Verlauf einer medizinischen Versorgung durch viele Variablen geprägt ist, wie bspw. das Krankheitsbild des Patienten, die notwendige Behandlungsart sowie die Anzahl der nötigen Akteure für eine erfolgreiche Behandlung. Zum anderen spielt die Art des Arztes und die dazugehörige medizinische Einrichtung eine entscheidende Rolle.[153] Dies führt dazu, dass der Patient während seiner Versorgung oftmals mit einem breiten Spektrum an Leistungsanbietern konfrontiert wird, die unterschiedliche Einstellungen, Fähigkeiten, Rollen, Erfahrungen und Kompetenzen besitzen, welche jedoch durch den Patienten nicht vollständig oder gar nicht bestimmbar sind und somit einen Unsicherheitsfaktor darstellen. Ein einfaches Beispiel für die Komplexität der medizinischen Versorgung liefert die Behandlung von andauernden Schmerzen im Bauch: Nach einer Untersuchung durch den Hausarzt ohne deutliche Befunde stellt dieser eine Überweisung an einen Facharzt zur spezifischen Analyse aus. Nach der Erstellung einer Diagnose wird der Patient für eine notwendige Operation in ein Krankenhaus eingewiesen, um eine ausreichende und zweckmäßige medizinische Versorgung zu gewährleisten.[154] Innerhalb dieser Leistungsketten steckt ein großes Potenzial an Uneinigkeiten und widersprüchlichen Aussagen, sowohl in der Weitergabe von Informationen als auch in der Abstimmung zwischen den unterschiedlichen Anbietern. Dies führt bei dem Patienten unweigerlich zu steigender Unsicherheit, Angst und Verwirrung innerhalb des Versorgungsprozesses, wodurch ihm seine Ausnahmesituation, in der er sich im Falle einer Behandlung befindet, verdeutlicht wird.[155]

Dennoch kann die Komplexität der medizinischen Versorgung für den Patienten mit ausführlichen Informationen und einer intensiven Auseinandersetzung mit der eigenen Erkrankung und deren Behandlungsmöglichkeiten abgeschwächt werden, da eine Beurteilung der Behandlung sowie deren Leistungsqualität erleichtert wird. Allerdings ist dies nur durch zusätzlichen Aufwand möglich,[156] denn die Informationsbeschaffung ist grundsätzlich mit Anstrengungen verbunden, wobei diese auf zwei Arten geschehen kann: Zum einen kann der Arzt bspw. mit Hilfe von Prospekten den Informationsstand des Patienten erhöhen. Bei solchen Signaling-Maßnahmen liegt der zusätzliche Aufwand auf der Anbieterseite. Zum anderen kann der Patient z. B. eigenständige Internetrecherche betreiben, um sein Wissen weiter

---

[153] Vgl. *STREET* et al. (2005), S. 961.
[154] Vgl. *HARDYMAN/DAUNT/KITCHENER* (2015), S. 103.
[155] Vgl. *BENSING/VAN DULMEN/TATES* (2003), S. 30, *HARDYMAN/DAUNT/KITCHENER* (2015), S. 103 und *GALLAN* et al. (2013), S. 338.
[156] Vgl. *DARBY/KARNI* (1973), S. 68f. und *ZEITHAML/BITNER/GREMLER* (2009), S. 50ff.

ausbauen. Infolge solcher Screening-Maßnahmen entsteht dem Konsumenten der zusätzliche Aufwand.[157] Allerdings erzielen zusätzliche Informationen oftmals unterschiedliche Wirkungen. Auf der einen Seite bauen sie vorherrschende Ängste, Unsicherheit und damit das wahrgenommene Risiko des Patienten gegenüber der Behandlung ab, können aber auf der anderen Seite weitere Behandlungsalternativen sowie mögliche Folgen oder Nebenerkrankungen aufweisen, welche neue Risiken beinhalten, die der Patient vorher nicht berücksichtigt hatte, und somit eher zu einer steigenden Unsicherheit führen.[158]

Weingart (1992) hat empirisch gezeigt, dass eine hoch komplexe Aufgabe mit einer steigenden Unsicherheit einhergeht. Zusätzlich konnte gezeigt werden, dass die Erreichung eines schwierigen Zieles in einem komplexen Umfeld zu einem höheren Aufwand in der Planung führt.[159] Auf Grundlage der theoretischen Ausführungen und im Einklang mit den Ergebnissen der Studie wird auch für den vorliegenden Kontext angenommen, dass die Komplexität der medizinischen Versorgung sowohl die Unsicherheit des Patienten als auch den wahrgenommenen Aufwand zur erfolgreichen Erfüllung der Behandlung positiv beeinflusst.

H5: *Je größer die Komplexität der medizinischen Versorgung wahrgenommen wird, desto größer ist die Unsicherheit des Patienten.*

H6: *Je größer die Komplexität der medizinischen Versorgung wahrgenommen wird, desto größer ist der wahrgenommene Aufwand des Patienten.*

3.3.3 Patientenbezogene Faktoren

3.3.3.1 Vertrauen gegenüber dem Arzt

In der Literatur ist weit verbreitet, dass eine Austauschbeziehung stark durch das Vertrauen der Beziehungspartner zueinander beeinflusst wird. Daher kann auch gesagt werden, dass ein starkes Vertrauensverhältnis von einem Patienten zu seinem Arzt dessen integrative Verhaltensweisen stark beeinflusst.[160] Vertrauen bezeichnet den Zustand einer Person gegenüber einer anderen Person, wenn das Verhältnis zueinander von Integrität und Verlässlichkeit geprägt ist, und ein Beteilig-

---

[157] Vgl. *KOLLMANN/KUCKERTZ* (2009), S. 56.
[158] Vgl. *WEIBER/POHL* (1995), S. 421f. und *URBANY/DICKSON/WILKIE* (1989), S. 214.
[159] Vgl. *WEINGART* (1992), S. 689.
[160] Vgl. *HUNT/ARNETT/MADHAVARAM* (2006), S. 78 und *KINARD/CAPELLA* (2006), S. 365.

ter sich auf das zukünftige Verhalten seines Austauschpartners ohne weitere Über-prüfungen verlassen kann.[161] Daher ist die Entstehung von Vertrauen innerhalb einer Anbieter-Nachfrager-Beziehung stark mit den Erfahrungen verknüpft, die der Konsument bisher mit dem Leistungserbringer gesammelt hat. Das heißt, wenn der Partner sich bspw. an Vereinbarungen gehalten hat oder eine erfolgreiche Leis-tungserstellung gewährleisten konnte, ist die Wahrscheinlichkeit groß, dass der Konsument ein Vertrauensverhältnis zu seinem Leistungserbringer aufbaut.[162] So-mit kann Vertrauen auch als Zuversicht verstanden werden, dass sich der Bezie-hungspartner auch in der Zukunft verlässlich und moralisch einwandfrei im Sinne des Konsumenten verhält, sodass dieser keine weiteren Aktivitäten unternehmen muss, um eine erfolgreiche Leistungserstellung zu vollbringen.[163]

Mithilfe der Transaktionskostentheorie von *Coase* (1937) lässt sich das Vertrau-ensverhältnis in einer vertraglichen Austauschbeziehung gut erläutern, da sie den Zusammenhang zwischen ablaufenden Transaktionen innerhalb der Beziehung, also die Durchführung von Aktivitäten und Interaktionen sowie die Übertragung von Verfügungsrechten zwischen den Vertragspartnern und deren Effizienz in be-stimmten Situationen gegenüberstellt. Hierzu werden den Handlungen der Bezie-hungspartner aufkommende Kosten, welche nicht nur monetär ausgelegt sind, zu-grundegelegt, um zu bestimmen, inwiefern eine bestimmte Verhaltensweise in ei-ner bestimmten Situation in Abhängigkeit zu dem Beziehungspartner eher als nütz-lich oder als schädigend für die eigene Person aufgefasst wird.[164]

Auf den bisherigen Auslegungen lässt sich schlussfolgern, dass das **Vertrauen gegenüber dem Arzt** im Bereich der Patientenintegration in der medizinischen Versorgung einen wichtigen Einflussfaktor darstellt und zwei Besonderheiten auf-weist. Einerseits ist es bei einer stationären Versorgung schwierig, in relativ kurzer Zeit ein enges Vertrauen zu dem behandelnden Fachpersonal aufzubauen, da hier-bei nur wenige Erfahrungen gesammelt werden. Dies ist eher im Bereich der am-bulanten Versorgung möglich, wo in der Regel jahrelange Beziehungen zwischen dem Patienten und seinem Arzt vorherrschen.[165] Andererseits ist oftmals, insbe-sondere aufgrund der komplexen Ausgestaltung einer Behandlung und der damit einhergehenden unsicheren Situation, in der sich der Patient befindet, das Ver-

---

[161] Vgl. *MORGAN/HUNT* (1994), S. 23 und *BRUHN* (2015), S. 89.
[162] Vgl. *NOLL/WINKLER* (2004), S. 23.
[163] Vgl. *DWYER/SCHURR/OH* (1987), S. 19 und *CHILES/MCMACKIN* (1996), S. 88.
[164] Vgl. *COASE* (1937), S. 390ff.
[165] Vgl. *SAY/THOMSON* (2003), S. 542.

trauen gegenüber dem medizinischen Fachpersonal bereits von vornherein gegeben.[166] Der Patient erwartet von seinem Arzt eine angemessene Versorgung rein zu seinem Wohle. Daher kann auch Fremden gegenüber ein affektives Vertrauen entgegengebracht werden, insbesondere dann, wenn gemeinsame Normen, wie die Genesung des Patienten, eine Grundlage für eine gemeinsame Identität mit der gleichen Zielverfolgung schaffen.[167] Selbst dem mündigen Patient ist in manchen Fällen bewusst, dass ihm die nötigen Fachkenntnisse fehlen, sodass sein aktives Mitwirken entweder rein auf der Vertrauensebene gegenüber der Beratung und Empfehlung seines Arztes basiert oder er die volle Verantwortung in Form sämtlicher Verfügungsmächte über seine Gesundheit lieber dem Arzt mit den notwendigen Kompetenzen überlässt. Aus diesen Gründen wird das Vertrauen gegenüber dem Arzt als Schlüssel-Prädiktor der Patientenintegration aufgefasst.[168]

Trachtenberg, Dugan und *Hall* (2005) haben in ihrer Studie herausgefunden, dass Patienten, die ein größeres Vertrauen in das medizinische Fachpersonal haben, mehr dazu geneigt sind, dem Arzt die alleinige Kontrolle und Entscheidungsfindung zu überlassen.[169] Daher wird auch für die vorliegende Studie angenommen, dass bei vorherrschendem Vertrauen zwischen dem Patienten und seinem Arzt der Patient keine weiteren als die nötigsten Handlungen in den Behandlungsprozess einbringen wird.

H7: *Je größer das Vertrauen des Patienten gegenüber dem medizinischen Fachpersonal ist, desto geringer ist das Patientenintegrationsverhalten.*

Darüber hinaus konnten *Kinard* und *Capella* (2006) nachweisen, dass vertrauensvolle Beziehungen die Einstellung und das Verhalten einer Person gegenüber einer Sache oder einer Person positiv beeinflussen und sich dies z. B. in einer höheren Zufriedenheit äußert.[170] Dies führt zu der Annahme, dass das Vertrauen gegenüber dem Arzt einen positiven Zusammenhang zu der Patientenzufriedenheit aufweist.

H8: *Das Vertrauen des Patienten in das medizinische Fachpersonal besitzt einen positiven Effekt auf die Patientenzufriedenheit.*

---

[166] Vgl. *MECHANIC/MEYER* (2000), S. 657f.
[167] Vgl. *GILSON* (2003), S. 1457.
[168] Vgl. *MECHANIC/MEYER* (2000), S. 657f. und *TRACHTENBERG/DUGAN/HALL* (2005), S. 349.
[169] Vgl. *TRACHTENBERG/DUGAN/HALL* (2005), S. 348.
[170] Vgl. *KINARD/CAPELLA* (2006), S. 365.

3.3.3.2 Interne Kontrollüberzeugung

Das Konzept der Kontrolle ist im Dienstleistungskontext ein wichtiger Faktor, denn es bestimmt den Grad an Einfluss und Macht der jeweiligen Beziehungspartner auf die Leistungserstellung und das Leistungsergebnis. Diese kann daher entweder durch den Anbieter oder durch den Nachfrager kontrolliert werden.[171] Für den vorliegenden Kontext wird der Ansatz der Kontrolle auf die Kontrollüberzeugung ausgeweitet, um zu zeigen, inwieweit der Nachfrager überzeugt ist, durch seinen Beitrag maßgeblich an dem Leistungsergebnis beteiligt zu sein. Daher liegt der Fokus des Konstruktes der Kontrollüberzeugung auf dem Service-Locus-of-Control Ansatz nach *Bradley* und *Sparks* (2002), der dem Konsumenten die Wirkung der eigenen Handlungsweisen aufzeigt, indem es ihm möglich ist, das Leistungsergebnis mit den eigenen Fähigkeiten zu begründen. Als Ergebnis steht hierbei das tatsächliche Leistungsergebnis im Vordergrund.[172] Hierbei wird zwischen drei Arten der Kontrollüberzeugung unterschieden: Menschen, die eine konsistente Beziehung zwischen ihrem Verhalten und dem Ergebnis sehen, glauben eher daran, aufgrund ihrer Fähigkeiten bestimmte Situationen zu vollbringen, was für eine interne Kontrollüberzeugung spricht. Personen, die zwischen ihrem Verhalten und dem Ergebnis kein Beziehungsmuster feststellen können, ordnen das Ergebnis externen Faktoren zu. Diese können entweder andere Personen sein, wie z. B. der Leistungspartner, worin eine externe Kontrollüberzeugung durch mächtige Dritte verstanden wird, oder in Form des Schicksals auftreten, was einer externen Kontrollüberzeugung durch Zufall entspricht.[173]

Diese Ansicht ist auch im Bereich der medizinischen Versorgung stark vertreten, da die Gesundheit des Menschen nicht alleine durch die medizinischen Handlungen des Arztes bestimmt werden, sondern auch durch die vom Patienten gesteuerten Inputs sowie eine Vielzahl unbeeinflussbarer exogener Faktoren, wie bspw. genetische Einflüsse oder vorherrschende Umweltbedingungen.[174] Daher wurde für den Gesundheitsbereich von *Wallston, Wallston* und *DeVellis* (1978) eine spezielle „Multidimensional Health-Locus of Control Scale" entworfen, die vom Prinzip der Service-Locus of Control Skala entspricht, inhaltlich allerdings den Bezug der Kontrollüberzeugung zum Gesundheitswesen herstellt.[175] Hierin zeigt sich, dass theoretisch auch im Zusammenhang zu Gesundheitsleistungen alle drei Arten

---

[171] Vgl. *VAN RAAIJ/PRUYN* (1998), S. 816.
[172] Vgl. *BRADLEY/SPARKS* (2002), S. 314.
[173] Vgl. *BÜTTGEN/SCHUMANN/ATES* (2012), S. 169.
[174] Vgl. *NISSEN/WEISENFELD* (2001), S. 18, *SIMON* (2010), S. 90 und *BREYER/ZWEIFEL/ KIFMANN* (2013), S. 89f.
[175] Vgl. *WALLSTON/WALLSTON/DEVELLIS* (1978), S. 160ff.

der Kontrollüberzeugung wichtig sind. Aus pragmatischer Sichtweise ist insbesondere die **interne Kontrollüberzeugung** für das eigene Integrationsverhalten des Patienten entscheidend und somit für den Kontext der Arbeit besonders hervorzuheben, sodass nur dieses in den Forschungshypothesen berücksichtigt wird. Begründet wird dies damit, dass ein Patient, der von einer externen Kontrollüberzeugung ausgeht, keine Aktivitäten in seine medizinische Versorgung einbringt, da er sich nicht für seine Gesundheit verantwortlich fühlt und somit keinen Anreiz sieht, etwas zu seiner Genesung beizutragen. Das heißt unweigerlich, dass seine interne Kontrollüberzeugung niedrig ist. Im Umkehrschluss bedeutet dies, dass eine niedrig ausgeprägte externe Kontrollüberzeugung ceteris paribus zu einer stark ausgeprägten internen Kontrollüberzeugung führt. [176] Somit kann gesagt werden, dass ein Patient mit einer großen internen Kontrollüberzeugung auch ein großes Kontrollbewusstsein hat, wodurch ihm einschlägig bekannt ist, dass er mit seinen Handlungen die Leistungserstellung und damit einhergehend auch das Leistungsergebnis beeinflussen und bestimmen kann. Ohne diesen Verstand wäre der Patient gar nicht erst motiviert, sich entsprechend zu beteiligen.[177] Dies zeigt, dass jeder Mensch eine größere Bereitschaft zeigt, sich an der Leistungserstellung zu beteiligen, wenn das zu erwartende Ergebnis durch die internen Fähigkeiten begründet und beeinflusst wird.[178]

Auf Basis dieser Ausführungen und im Einklang mit den Ergebnissen von *Büttgen, Schuhmann* und *Ates* (2012)[179] wird angenommen, dass die interne Kontrollüberzeugung einen positiven Einfluss auf das Integrationsverhalten des Patienten hat. Daher wird folgende Forschungshypothese für diese Arbeit untersucht.

H9: *Je größer die interne Kontrollüberzeugung des Patienten ist, desto größer ist das Patientenintegrationsverhalten.*

Reitz und *Jewell* (1979) haben in ihrer Studie bewiesen, dass Personen mit einer ausgeprägten internen Kontrollüberzeugung ein größeres Engagement in ihrem Beruf mitbringen als Arbeitnehmer, die die Einstellung vertreten, dass der Joberfolg eher durch externe Faktoren beeinflusst und bestimmt wird.[180] Diese Ergebnisse lassen vermuten, dass sich auch im Bereich der medizinischen Versorgung

---

[176] Vgl. *ABUSABHA/ACHTERBERG* (1997), S. 1127.
[177] Vgl. *GOUTHIER* (2001), S. 60f.
[178] Vgl. *BÜTTGEN* (2009), S. 78.
[179] Vgl. *BÜTTGEN/SCHUMANN/ATES* (2012), S. 173ff.
[180] Vgl. *REITZ/JEWELL* (1979), S. 76.

eine höhere interne Kontrollüberzeugung des Patienten positiv auf die Wichtigkeit und das Engagement gegenüber der eigenen Gesundheit auswirkt.

H_{10}: *Je größer die interne Kontrollüberzeugung des Patienten ist, desto größer ist das Involvement des Patienten.*

Darüber hinaus haben *Mahler* und *Kulik* (1990) gezeigt, dass Patienten mit einem großen internen Kontrollgefühl schneller genesen, da emotionale Einflüsse sie weniger berühren und somit vor auftretenden Nebenerkrankungen schützen.[181] Daher wird auch für den vorliegenden Fall angenommen, dass die interne Kontrollüberzeugung einen negativen Einfluss auf den Unsicherheitsgrad des Patienten hat.

H_{11}: *Je größer die interne Kontrollüberzeugung des Patienten ist, desto geringer ist die Unsicherheit des Patienten.*

3.3.3.3 Involvement

In der Literatur wird Involvement gleichgesetzt mit dem Begriff der Einbezogenheit und beschreibt demnach den Grad der subjektiv empfundenen Relevanz gegenüber einem Umstand, unter Berücksichtigung der eigenen Interessen, Ziele und Werte.[182] Mit anderen Worten bezeichnet es das Engagement einer Person, mit dem sich diese einer Aufgabe widmet, und wird somit über die eigenen Verhaltensweisen abgebildet. Demzufolge geht ein hohes Involvement mit einem großen Ausmaß an kognitivem und emotionalem Engagement einher, welches sich wiederum durch einen hohen Aktivierungsgrad auszeichnet, wie bspw. eine rege Beschäftigung, eine intensive Informationssuche sowie eine positive Grundeinstellung gegenüber einem Sachverhalt.[183] Das Involvement einer Person beeinflusst in drei Weisen dessen Verhalten in Bezug auf einen speziellen Kontext. Erstens können eigene Interessen, Werte und Bedürfnisse auf einer persönlichen Ebene die Motivation gegenüber einer Sache bestimmen. Zweitens können die physikalischen Eigenschaften der Sache bei der Person erhöhtes Interesse hervorrufen. Drittens kann die vorherrschende Situation zu einer vorübergehenden erhöhten Relevanz der Sache für die Person beitragen.[184]

---

[181] Vgl. *MAHLER/KULIK* (1990), S. 748.
[182] Vgl. *COULTER/PRICE/FEICK* (2003), S. 152 und *ZAICHKOWSKY* (1985), S. 341.
[183] Vgl. *KROEBER-RIEL/GRÖPPEL-KLEIN* (2013), S. 461.
[184] Vgl. *ZAICHKOWSKY* (1985), S. 342.

Für die theoretische Auslegung des Involvements-Konstruktes wird das Involvement-Commitment-Modell von *Beatty, Kahle* und *Homer* (1988) zugrunde gelegt, das besagt, dass das persönliche Engagement eines Konsumenten gegenüber einem Produkt oder einer Dienstleistung dessen Kauf- bzw. Inanspruchnahme-Engagement beeinflusst, welches wiederum dazu führt, dass Entscheidungsfindungen extensiver ausgeprägt sind, indem diese eine aktive und ausgeprägte Informationssuche und intensive Überlegungen über den zu entscheidenden Sachverhalt beinhalten. Entsteht hieraus eine Verpflichtung gegenüber dem Bezugsobjekt, führt dies zu regen Aktivitäten des Konsumenten.[185]

Eine Anwendung der aufgeführten Erklärungen auf den vorliegenden Kontext der medizinischen Versorgung ergibt für das Konstrukt des **Involvements** die subjektive Wichtigkeit des Patienten gegenüber seiner Gesundheit und hinsichtlich derer die Differenzierung und Erfassung relevanter Entscheidungen. Die das Involvement bestimmenden Faktoren werden durch äußere Reize und interne Umstände bestimmt, welche wiederum die bei dem Patienten ausgelösten integrativen Verhaltensweisen im Ablauf des Leistungserstellungsprozesses beeinflussen. Wird somit die eigene Gesundheit als persönliches Engagement aufgefasst, zeigt dies, dass Gesundheit nicht einfach vorhanden ist, sondern durch die Verantwortungsübernahme der Person in einem Prozess entsteht, worin das persönliche Involvement gegenüber der Gesundheit widergespiegelt wird.[186]

Zaichkowsky (1985) hat in seiner Studie gezeigt, dass Personen mit einem hohen Involvement-Level gegenüber einem Produkt eher bereit sind, sich mit diesem konkret auseinanderzusetzen, indem sie z. B. eine ausgiebige Informationssuche darüber betreiben.[187] Diese Auslegung und die bisherigen Grundsätze des Involvements lassen sich auch auf den Kontext der medizinischen Versorgung anwenden, sodass gesagt werden kann, dass ein großes Involvement gegenüber der eigenen Gesundheit das Integrationsverhalten eines Patienten positiv beeinflusst.

> *H12:*   *Je stärker das Involvement des Patienten, desto größer ist das Patientenintegrationsverhalten.*

---

[185] Vgl. *BEATTY/KAHLE/HOMER* (1988), S. 152f.
[186] Vgl. *PARSE* (1990), S. 137.
[187] Vgl. *ZAICHKOWSKY* (1985), S. 347.

3.3.3.4 Unsicherheit

Die **Unsicherheit** in einem Leistungserstellungsprozess gilt neben dem Risiko und der Kontrolle als eines der wichtigsten psychologischen Beteiligungsmotive. Aufgrund der Tatsache, dass Dienstleistungen dem Uno-Acto-Prinzip unterliegen, besteht für den Konsumenten stets eine Ablauf- und Ergebnisunsicherheit, da dieser nicht vorher bestimmen kann, was während der Leistungserstellung passiert.[188] Gerade in komplexen und erklärungsbedürftigen Kontexten, wie es die medizinische Versorgung darstellt, sind die Unsicherheitseinflüsse insbesondere aufseiten der Nachfrager stark ausgeprägt und beeinflussen dessen Verhaltensweisen maßgeblich.[189] Die vorherrschende Unsicherheit, die der Patient im Laufe seiner Behandlung wahrnimmt, wird durch den Schwierigkeitsgrad der durchzuführenden Leistung bestimmt. Demnach empfindet der Patient i. d. R. bei der bloßen Verschreibung und Einnahme von Medikamenten eine geringere Unsicherheit als bspw. bei einer notwendigen Operation.[190] Allerdings sind reguläre Arztbesuche häufig auf unbekannte Symptome für den Patienten zurückzuführen, sodass es für diesen eine neue und unbekannte Situation mit einem hohen Unsicherheitsgrad darstellt, da der Patient nicht in der Lage ist, seinen aktuellen Zustand und die bevorstehende Behandlung sowie die Fähigkeiten des behandelnden Arztes exakt zu bewerten.[191] Zurückzuführen ist dies zum einen auf die vorherrschenden Informationsasymmetrien zwischen den Prozessbeteiligten. Für die Leistungserstellung auf dem Gebiet der medizinischen Versorgung wird ein explizites Fachwissen benötigt, welches nur durch ein mehrjähriges Medizinstudium erlangt werden kann.[192] Handelt es sich bei dem Patienten nicht um einen Arzt, stehen ihm nur begrenzte Möglichkeiten zur Verfügung, sich dieses Wissen anzueignen, wodurch es häufig zu unterschiedlichen Wissensständen zwischen dem Arzt und dem Patienten kommt.[193] Zum anderen sind die Leistungserfolge im Behandlungsverlauf nicht immer direkt den jeweiligen durchgeführten Maßnahmen des Arztes bzw. des Patienten zuzuordnen, bzw. ist schwer feststellbar, ob diese nicht sogar durch unbeeinflussbare exogene Faktoren zufallsbedingt sind.[194] Daher ist die Bewertung vieler Eigenschaften in der medizinischen Versorgung durch den Patienten aufgrund fehlender Kenntnisse und Möglichkeiten oftmals nicht möglich. Diese

---

[188] Vgl. *BÜTTGEN* (2009), S. 71.
[189] Vgl. *LEE/ALLAWAY* (2002), S. 554f.
[190] Vgl. *NISSEN/WEISENFELD* (2001), S. 18.
[191] Vgl. *HÄCKL* (2010), S. 37f.
[192] Vgl. *SCHREYÖGG* (2013), S. 166.
[193] Vgl. *NIECHZIAL* (2013), S. 248.
[194] Vgl. *NISSEN/WEISENFELD* (2001), S. 18, *SIMON* (2010), S. 90 und *BREYER/ZWEI-FEL/KIFMANN* (2013), S. 89f.

Unwissenheit und Hilflosigkeit führt innerhalb der medizinischen Versorgung unweigerlich zu einem unsicheren und unwohlen Gefühl bei dem Patienten.[195]

Auf Grundlage der bisherigen Ausführungen und den Ergebnissen der Studie von *Greco* und *Roger* (2003)[196], die besagt, dass Menschen auf unbekannte und potenziell bedrohliche Situationen mit unterschiedlichen Stressempfinden reagieren, kann gezeigt werden, dass Unsicherheit darüber hinaus einen großen Stressfaktor darstellt und somit auch das Stressempfinden eines Patienten beeinflusst.

H_{13}: *Je größer die Unsicherheit des Patienten, desto höher ist das Stressempfinden des Patienten.*

Darüber hinaus ist eine logische Schlussfolgerung aus der ungewohnten und beängstigenden Situation, in der sich der Patient befindet, dahingehend zu ziehen, dass sein integratives Krankheitsverhalten abnimmt, da er eine Veränderung seines Zustandes realisiert, die er kaum beeinflussen kann und somit durch den Kontrollverlust über seine Behandlung und seine Gesundheit resigniert. Infolgedessen wird für die vorliegende Arbeit angenommen, dass die Unsicherheit des Patienten einen negativen Einfluss auf dessen Integrationsverhalten hat.

H_{14}: *Je größer die Unsicherheit des Patienten, desto geringer das Patientenintegrationsverhalten.*

Zudem steht die Unsicherheit in einem engen Zusammenhang zu emotionalen Gefühlslagen des Patienten während einer Behandlung. Sind diese negativ ausgeprägt, werden sie durch das Vorhandensein von Unsicherheit erhöht, wohingegen im Umkehrschluss die positiven Emotionen verringert werden. Infolgedessen wird für diese Arbeit hypothetisiert, dass Unsicherheit die Emotionen des Patienten folgendermaßen beeinflusst:

H_{15a}: *Je größer die Unsicherheit des Patienten, desto ausgeprägter sind die negativen Emotionen des Patienten.*
H_{15b}: *Je größer die Unsicherheit des Patienten, desto geringer sind die positiven Emotionen des Patienten.*

---

[195] Vgl. *SIMON* (2010), S. 90.
[196] Vgl. *GRECO/ROGER* (2003), S. 1064.

3.3.3.5 Emotionslage

Emotionen dienen im Sinne der kognitiven Bewertungstheorie dazu, die vorherrschenden Begebenheiten eines Sachverhaltes anhand von Standardkriterien subjektiv einzuschätzen und zu interpretieren.[197] Als ein Vertreter dieser Annahme beschreibt *Lazarus* (1999) die Entstehung von Emotionen infolge einer primären und sekundären Einschätzung einer bestimmten Situation. Hierbei dient die primäre Einschätzung durch eine Person dazu, zwischen positiven und negativen Aspekten zu unterscheiden. In der sekundären Einschätzung werden bereits Bewältigungsstrategien entwickelt (Coping), diese zu verarbeiten. Erkennt die Person allerdings während der Beurteilung, dass nicht ausreichend Ressourcen vorhanden sind, um die Situation zu bewältigen, führt dies zu einem zunehmenden Stressempfinden.[198] Somit bilden verschiedene Emotionen den Gefühlszustand, den eine Person während der Nutzung oder Erstellung eines Produktes oder einer Dienstleistung aufweist.[199] Hierbei können zum einen **positive Emotionen** vorherrschen, welche sich in Begeisterung, Aktivität und Aufmerksamkeit äußern, und zu hoher Energie, voller Konzentration und sinnvollem Engagement führen. Zum anderen können **negative Emotionen** in Form von Zorn, Schuld, Angst und Nervosität auftreten und in Unlust und fehlendem Engagement bei einer Person münden.[200] Daher gelten Emotionen als starke Einflussfaktoren auf die Motivation eines Menschen, welche einen entscheidenden Beitrag zu der Ausgestaltung von integrativen Verhaltensweisen liefert, denn das menschliche Handeln wird stark durch automatisierte und emotionale Einschätzungen der Person über ein Objekt bestimmt.[201]

Die Anwendung der Emotionslage auf den Gesundheitsmarkt zeigt, dass der Bereich der medizinischen Versorgung im Verhältnis zu anderen Bedürfnissen des Menschen stark von Emotionen und Gefühlen geprägt ist, welche insbesondere aufseiten des Patienten auftreten. Zurückzuführen ist das auf die Wahrnehmung einer engen Verbindung zwischen Gesundheit, Krankheit und Tod eines Menschen sowie das Vorhandensein einflussreicherer Risiken, wie z. B. die große Unsicherheit des Patienten. [202] Aufgrund dieser Eigenschaften werden Gesundheitsleistungen in der Literatur auch als „negative" Dienstleistungen eingestuft, welche definiert sind als Leistungen, die mit vielen negativen Emotionen verbunden sind und

---

[197] Vgl. *SCHERER/DAN/FLYKT* (2006), S. 95.
[198] Vgl. *LAZARUS* (1999), S. 86 ff.
[199] Vgl. *GOLDIN* et al. (2008), S. 577.
[200] Vgl. *WATSON/CLARK/TELLEGEN* (1988), S. 1063.
[201] Vgl. *DUBÉ/BÉLANGER/TRUDEAU* (1996), S. 45.
[202] Vgl. *ZWEIFEL/BREYER/KIFMANN* (2009), S. 2.

daher von jedem Individuum möglichst vermieden werden möchten.[203] Dennoch ist die Behandlung innerhalb einer medizinischen Versorgung nicht nur durch negative Emotionen charakterisiert, sondern besitzt auch positive Aspekte, wie bspw. die Hoffnung oder das Interesse des Patienten. Diese stellen ein großes Potenzial für eine erfolgreiche Patientenintegration dar, da sie bei dem Patienten einen Anreiz schaffen, durch aktives Mitwirken ein gutes Behandlungsergebnis zu erzielen.[204]

Cohen, Kamarck und *Mermelstein* (1983) zeigen in ihrer Studie, dass Angst als negative Emotion zu erhöhtem Stress führt.[205] Infolge dieser Ergebnisse und den bisherigen Erläuterungen wird für den Bereich der medizinischen Versorgung angenommen, dass vorherrschende negative Emotionen das Stressempfinden des Patienten positiv beeinflussen.

H_{16a}: *Je stärker die negativen Emotionen des Patienten sind, desto größer ist das Stressempfinden des Patienten.*

Des Weiteren beweisen *Mohiyeddini, Pauli* und *Bauer* (2009), dass gefühlte Emotionen zukünftige Verhaltensweisen stark beeinflussen,[206] sodass auch für die vorliegende Arbeit hypothetisiert wird, dass das Auftreten von negativen Emotionen einen positiven Einfluss auf das Integrationsverhalten des Patienten hat.

H_{16b}: *Je stärker die negativen Emotionen des Patienten sind, desto geringer ist das Patientenintegrationsverhalten.*

Im Umkehrschluss lässt sich daher vermuten, dass positive Emotionen während der medizinischen Versorgung entgegengesetzt wirken und daher das Stressempfinden negativ beeinflussen, wohingegen das Integrationsverhalten des Patienten positiv beeinflusst wird.

H_{17a}: *Je stärker die positiven Emotionen des Patienten sind, desto schwächer ist das Stressempfinden des Patienten.*
H_{17b}: *Je stärker die positiven Emotionen des Patienten sind, desto größer ist das Patientenintegrationsverhalten.*

---

[203] Vgl. *TREGER* (2015), S. 240f.
[204] Vgl. *RICHMAN* et al. (2005), S. 422f.
[205] Vgl. *COHEN/KAMARCK/MERMELSTEIN* (1983), S. 392.
[206] Vgl. *MOHIYEDDINI/PAULI/BAUER* (2009), S. 232.

3.3.3.6 Unterstützung durch das persönliche Umfeld

Die soziale Unterstützung ist ein sehr facettenreiches Konzept, das zeigt, wie das individuelle Wohlbefinden und die Bewältigung eines bestimmten Sachverhaltes durch die Einbindung in soziale Netzwerke, die Verfügbarkeit von dritter Hilfe oder den Austausch von materieller oder symbolischer Unterstützung in Interaktionen zwischen einzelnen Menschen beeinflusst wird.[207] Diese Wechselbeziehungen wirken in unterschiedlichen Weisen. So können sie entweder in Form von emotionaler Wertschätzung auf psychischer oder als soziale Begleitung auf physischer Ebene auftreten.[208] In vielen Studien konnte bereits festgestellt werden, dass soziale Beziehungen und deren Unterstützung eine positive Wirkung auf das Wohlbefinden eines Menschen haben, sowohl in psychischer als auch in physischer Weise.[209] Wichtig ist in diesem Zusammenhang, dass die Unterstützung nicht als unzureichend, übermäßig oder unerwünscht wahrgenommen wird, denn dadurch kann sie eine gegenteilige als die gewollte Wirkung erzielen.[210]

Insbesondere zur Bewältigung einer vorliegenden Erkrankung zeigt die **Unterstützung durch das persönliche Umfeld** eine große Wirkung, denn infolge der Ausnahmesituation während einer medizinischen Versorgung durch nicht gewohnte Begebenheiten ist es entscheidend, dem Patienten als beruhigende und hilfsbereite Kraft zur Seite zu stehen, um ihm mögliche Ängste zu nehmen und ihn tatkräftig bei seiner Genesung zu unterstützen.[211]

Diesen Zusammenhang haben *Mishel* und *Braden* (1987) anhand ihrer Studie bei Brustkrebs-Patienten bestätigt, indem sie gezeigt haben, dass die soziale Unterstützung das Unsicherheitsgefühl der Patienten verringert.[212] Infolgedessen wird an dieser Stelle angenommen, dass auch in der allgemeinen medizinischen Versorgung die Unterstützung des persönlichen Umfelds einen negativen Einfluss auf die Unsicherheit des Patienten hat.

H₁₈: *Je größer die Unterstützung des persönlichen Umfeldes des Patienten, desto geringer ist die Unsicherheit des Patienten.*

---

[207] Vgl. *BRASHERS/NEIDIG/GOLDSMITH* (2004), S. 307.
[208] Vgl. *SCHREURS/DERIDDER* (1997), S. 90.
[209] Vgl. *UMBERSON* (1987), S. 306.
[210] Vgl. *ELL* (1996), S. 174.
[211] Vgl. *SCHAEFER/COYNE/LAZARUS* (1981), S. 385f.
[212] Vgl. *MISHEL/BRADEN* (1987), S. 49.

Zudem wird infolge der psychischen und physischen Unterstützung des persönlichen Umfelds davon ausgegangen, dass diese Hilfestellungen den wahrgenommenen Aufwand des Patienten in seiner medizinischen Versorgung reduzieren, da die emotionale Unterstützung, wie bspw. das gute Zureden durch einen Freund, die mentale Belastung des Patient reduziert sowie die instrumentelle Unterstützung, wie z. B. die Kontrolle der richtigen Medikamenteneinnahme durch einen Familienangehörigen, die physische Belastung abschwächt. Dies führt zu der Annahme, dass die Unterstützung des persönlichen Umfelds den wahrgenommenen Aufwand eines Patienten negativ beeinflusst.

H_{19}: *Je größer die Unterstützung des persönlichen Umfelds des Patienten, desto geringer ist der wahrgenommene Aufwand für den Patienten.*

Anzumerken ist an dieser Stelle, dass die Unterstützung durch das persönliche Umfeld keinen direkten Bezug zur Arzt-Patienteninteraktion hat und deshalb in der vorliegenden Arbeit eine eher untergeordnete Rolle spielt, aber das Konstrukt dennoch aufgenommen wird, da hierdurch Konstrukte beeinflusst werden, die wiederum auf das integrative Verhalten eines Patienten wirken.

3.3.3.7 Medizinisches Wissen

Wie bereits festgestellt wurde, existieren klare Differenzen zwischen dem medizinischen Fachwissen des Arztes und dem erlangten medizinischen Wissen des Patienten, infolgedessen das Austauschverhältnis in der medizinischen Versorgung oftmals erschwert wird.[213] Daher ist die Ausprägung der Kompetenz des Patienten entscheidend, um nötige Aufgaben während seiner Behandlung überhaupt erfolgreich durchführen zu können. Sie ist nach *Canziani* (1997) definiert als „exakte Verknüpfung zwischen den Konsumenten-Inputs (Fähigkeiten, Wissen und Motivation)[214] zu der entsprechenden Aufgabenrolle des Konsumenten im Leistungserstellungsprozess".[215] Das Wissen entspricht hierbei dem Kenntnisstand einer Person und stellt als ein Netz aus Daten, Fakten, Theorien und Regeln über die Leistung, die Aufgabe und das Unternehmen dar, welches sich aus eigenen Erfah-

---

[213] Vgl. *NIECHZIAL* (2013), S. 248.

[214] Die Faktoren der Fähigkeiten und der Motivation werden in der vorliegenden Arbeit als gegeben angesehen, da Personen, die nicht in der Lage sind, sich zu integrieren, auch nicht in der Lage sind, als Probanden für die vorliegende Studie zu agieren. Darüber hinaus die Bestimmung der Einflussfaktoren auf das tatsächliche Integrationsverhalten ist Ziel dieser Arbeit, sodass die Motivation in einem Mindestmaß vorhanden sein muss.

[215] Vgl. *CANZIANI* (1997), S. 8.

rungen oder anderen Informationsquellen entwickelt hat; es ist somit eine notwendige Bedingung für eine kooperative Leistungserstellung.[216] Demzufolge entspricht das **medizinische Wissen** des Patienten dessen Verständnis über medizinische Produkte und Konzepte in Form gezielter Informationen, Anleitungen und Fähigkeiten, um medizinische Risiken und Möglichkeiten bewusst abzuschätzen, besser informierte Entscheidungen zu treffen und effektiv handeln zu können.[217] Für die vorliegende Arbeit ist das medizinische Wissen somit die subjektive Einschätzung des Patienten bezüglich seines Wissensstandes über allgemeine medizinische Zusammenhänge, Medizinprodukte sowie Behandlungsmethoden.

Infolge der integrativen Leistungserstellung in der medizinischen Versorgung gehört das Wissen zu den beteiligungsrelevanten Patienteneigenschaften, wobei die Ausprägungsform bei jedem Konsumenten unterschiedlich ist und somit individuell das Ausmaß und die Qualität der Beteiligung bestimmt. Infolgedessen kann das Wissen von Patienten von einem großen Fachwissen aufgrund einer fachmännischen Ausbildung bis hin zu einem eigenständig erarbeiteten Wissen bei Personen ohne qualitative Bildung reichen.[218] Generell gilt, dass der Patient vorhandene Barrieren überwinden muss, indem er sich fehlendes Wissen aneignet, denn trotz einer offensichtlichen Integrationsbereitschaft kann das Fehlen von wichtigen Informationen, Erfahrungen und Fertigkeiten die effiziente Konsumentenintegration beeinträchtigen.[219] Das Internet ermöglicht es Patienten, sich relativ schnell und einfach Informationen über Erkrankungen und mögliche Therapien zu beschaffen.[220] Allerdings sind diese in Bezug auf ihre Richtigkeit und Anwendbarkeit oftmals fragwürdig und stellen daher keine Qualifikation dar, die technische Komplexität der Krankheitsursachen oder dessen Folgen zu verstehen und sich somit an Fragen der medizinischen Wissenschaft zu beteiligen.[221] Dennoch bildet ein breites Wissen des Patienten eine gute Grundlage für eine effiziente und effektive Leistungserstellung, denn der Konsument kann relevante Informationen einfacher und genauer zur Verfügung stellen, worauf der Anbieter gezielter reagieren kann.[222] Mit Blick auf die Prinzipal-Agenten-Theorie kann gesagt werden, dass in den Augen des Patienten infolge eines hohen Wissensstands, unabhängig davon, ob dieses Wissen brauchbar ist oder nicht, die Informationsasymmetrien zwischen ihm und

---

[216] Vgl. *DULLINGER* (2001), S. 154 ff. und *LENGNICK-HALL* (1996), S. 804.
[217] Vgl. *LACHMUND* (1987), S. 355.
[218] Vgl. *LENGNICK-HALL* (1996), S. 804f.
[219] Vgl. *BENKENSTEIN/FLÖTER/VON STENGLIN* (2015), S. 229f.
[220] Vgl. *LOH* et al. (2007), S. 1483.
[221] Vgl. *PRIOR* (2003), S. 53.
[222] Vgl. *DELLANDE/GILLY/GRAHAM* (2004), S. 88.

seinem Arzt abnehmen, wodurch sich der Patient in seiner medizinischen Versorgung offener und aktiver verhält und dadurch sein Unsicherheitsgefühl reduziert werden kann.[223]

Baer (1986) hat mit seinem Expertise-Modell gezeigt, dass mit zunehmendem Kenntnisstand eines Sachverhaltes die Unsicherheit diesbezüglich abnimmt.[224] Diese Feststellung in Verbindung mit den aufgeführten Erklärungen lassen darauf schließen, dass das medizinische Wissen des Patienten ebenfalls einen negativen Einfluss auf dessen Unsicherheit hat.

> H_{20}: *Je besser das medizinische Wissen des Patienten ist, desto geringer ist die Unsicherheit des Patienten.*

Auf Grundlage der obigen Ausführungen und im Einklang mit den Ergebnissen der Studie von *Büttgen* (2007)[225] wird darüber hinaus angenommen, dass zwischen dem medizinischen Wissen eines Patienten und der internen Kontrollüberzeugung eine positive Wirkungsbeziehung vorliegt, denn mit zunehmendem Wissensstand lernen Patienten mehr über Krankheiten und deren Behandlungsmöglichkeiten. Dies führt dazu, dass sie bereit sind, mehr Kontrolle und Verantwortung über ihre Gesundheit zu übernehmen, da sie aufkommende Probleme mithilfe ihrer großen Wissensbasis zum Teil auch selbstständig lösen können. Dies führt zu folgender Forschungshypothese:

> H_{21}: *Je besser das medizinische Wissen des Patienten ist, desto größer ist die interne Kontrollüberzeugung des Patienten.*

3.3.4 Aufwandsbezogene Faktoren

3.3.4.1 Wahrgenommener Beteiligungsaufwand des Patienten

Zudem erhöhen diese zusätzlichen Aktivitäten den wahrgenommenen Aufwand des Patienten gegenüber seiner Behandlung. Dieser ist einerseits logistisch ausgeprägt, denn der Konsument muss für die zusätzliche Informationsbeschaffung eine zeitliche Belastung in Kauf nehmen, wobei im Falle des Patienten der Wert der benötigten Zeit, sich mit seiner medizinischen Versorgung auseinanderzusetzen,

---

[223] Vgl. AUH et al. (2007), S. 367.
[224] Vgl. *BAER* (1986), S. 536ff.
[225] Vgl. *BÜTTGEN* (2007), S. 323.

durch den Komplexitätsgrad der medizinischen Versorgung mitbestimmt wird.[226] Andererseits wird auch seine psychische Last erhöht, indem er seinen mentalen und emotionalen Zustand durch die Anstrengung der Aufnahme und Verarbeitung weitere Informationen stark belastet. Diese zeigt sich insbesondere dann, wenn der Konsument aufgrund der Leistungskomplexität mit seiner Aufgabe überfordert ist.[227]

Das Konstrukt des **wahrgenommenen Beteiligungsaufwandes** umfasst die Feststellung, inwieweit der Konsument seine Mitwirkung an der Leistungserstellung als Aufwand empfindet und wie dieser die integrativen Verhaltensweisen des Konsumenten beeinflusst.[228] Der wahrgenommene Aufwand kann dabei in drei Komponenten unterteilt werden, welche sowohl einzeln als auch in Kombination auftreten können:

1) Der logistische Aufwand, der den möglichen Zeit- und Transferaufwand darstellt, die durch das Mitwirken bei dem Konsumenten entstehen.

2) Der psychische Aufwand, der die mögliche mentale Belastung darstellt, die durch die aktive Teilnahme auf den Konsumenten wirken.

3) Der physische Aufwand, der der möglichen Anstrengung entspricht, die durch zusätzliche Aktivitäten von dem Konsumenten gefordert werden.[229]

Einen Ansatz zur Erklärung der Entstehung dieser unterschiedlichen Aufwandsformen bietet die Dissonanztheorie von *Festinger* (1957). Sie besagt, dass Individuen stets nach Konsistenz streben, das heißt die Relation zwischen den Gedanken, den Vorstellungen, den Meinungen, den Einstellungen und den Handlungen einer Person müssen in Einklang sein, um Dissonanz zu vermeiden.[230] Der Anteil dissonanter Relationen einer Person ist dabei entscheidend für sein gewähltes Verhalten, da der Zustand der Dissonanz bei der Person zu einem Spannungsgefühl führt, das entweder zu Handlungsweisen oder zu Unterlassen von Handlungen motiviert, um die Dissonanz zu beseitigen.[231]

---

[226] Vgl. *ETGAR* (2008), S. 103 und *BURNHAM/FRELS/MAHAJAN* (2003), S. 112.
[227] Vgl. *CORSTEN* (2000), S. 153f.
[228] Vgl. *AUH* et al. (2007), S. 361.
[229] Vgl. *BÜTTGEN* (2009), S. 80.
[230] Vgl. *FESTINGER* (1957), S. 1ff.
[231] Vgl. *JONES/GERARD* (1967), S. 190 und *BÜTTGEN* (2007), S. 192.

Auf den Bereich der medizinischen Versorgung angewandt, bedeutet dies, dass Patienten als Nutzenmaximierer in der Regel ihren Aufwand gering halten wollen. Da eine Beteiligung an der medizinischen Versorgung stets mit Aufwand verbunden ist, vergleicht der Patient den erwarteten Nutzen aus der Integration mit dem zu erbringenden Aufwand. Ist der antizipierte Nutzen aus der Integration kleiner als der damit verbundene Aufwand, wird der Patient, um einen dissonanten Zustand zwischen einem unverhältnismäßig hohen Aufwand und dem erwarteten Nutzen der Integration zu vermeiden, ein integratives Verhalten unterlassen.

Büttgen (2007) hat mit ihrer empirischen Erhebung nachgewiesen, dass ein geringerer wahrgenommener Aufwand bei Kunden zu einem stärkeren Integrationsverhalten führt.[232] Auf Grundlage dieses Ergebnisses und unter Berücksichtigung der theoretischen Ausführung wird für den vorliegenden Kontext angenommen, dass das Integrationsverhalten des Patienten mit von ihm als zunehmend wahrgenommenen Beteiligungsaufwand abnimmt, wodurch folgende Forschungshypothese nahegelegt wird:

H_{22}: *Je größer der wahrgenommene Beteiligungsaufwand, desto geringer ist das Patientenintegrationsverhalten.*

Darüber hinaus wurde bereits aufgeführt, dass aufkommende Dissonanzen zu einem inneren Spannungsgefühl führen, welches von dem Patienten als Stress empfunden wird. Demzufolge wird dem wahrgenommenen Aufwand innerhalb einer medizinischen Versorgung eine enge Verknüpfung zum Stressempfinden des Patienten nahegelegt, wodurch im Folgenden angenommen wird, dass der wahrgenommene Beteiligungsaufwand einen positiven Einfluss auf das aufkommende Stressempfinden des Patienten hat.

H_{23}: *Je größer der wahrgenommene Beteiligungsaufwand ist, desto größer ist das Stressempfinden des Patienten.*

---

[232] Vgl. *BÜTTGEN* (2007), S. 321.

3.3.4.2 Stressempfinden des Patienten

Das Stress-Konstrukt ist stark mit dem psychischen Aufwand verbunden. Da dieser allerdings im Kontext der Arbeit nicht explizit erforscht wurde, sondern nur als Gesamtkonstrukt unter dem wahrgenommenen Beteiligungsaufwand und aufgrund der hohen Bedeutung im Zusammenhang mit der medizinischen Versorgung, soll das **Stressempfinden** im Zusammenhang des Integrationsverhaltens des Patienten zusätzlich geprüft werden.

Grundsätzlich beschreibt Stress eine extern hervorgerufene psychische und physische Belastung des Körpers in Form von andauernder Erregung und Anspannung, wodurch die Person schneller gereizt, verärgert oder frustriert ist.[233] Anhand des transaktionalen Stressmodells von *Lazarus* (1974) lässt sich die Entstehung von Stress bei einer Person anhand des Zusammenspiels von Anforderungen und Ressourcen mittels kognitiver Bewertungsprozesse innerhalb einer bestimmten Situation beschreiben. Hierzu werden die Situationsanforderungen mit den zur Verfügung stehenden Ressourcen des Individuums in einer subjektiven Bewertung abgeglichen. Kommt es hierbei zu einem Ungleichgewicht, führt dies zu einer Stressreaktion, deren Beseitigung ein Bewältigungsverhalten benötigt. Somit entsteht Stress aus der komplexen Wechselwirkung zwischen den Anforderungen einer Situation und dem entsprechenden Umgang der Person mit ihr.[234] Um diese Stresssituation zu bewältigen, wird zwischen zwei Ansätzen unterschieden: Zum einen das problemorientierte Coping, wobei die Person mittels direkter Handlung, wie bspw. einer zusätzliche Informationsbeschaffung, versucht, sich der Problemsituation anzupassen. Zum anderen die emotionsorientierte Coping-Strategie, wobei in erster Linie versucht wird, die emotionale Erregung der Situation abzubauen, z. B. durch persönliches gutes Zureden.[235]

Im Bereich der medizinischen Versorgung können Stresssituationen für den Patienten in sämtlichen Phasen auftreten, von dem Aufkommen der Symptome über die eigentliche Behandlung im Arzt-Kontakt bis hin zur vollständigen Genesung, denn die Ressourcen, die der Patient für seine medizinische Versorgung liefern kann, sind oftmals nicht ausreichend, um den komplexen Anforderungen einer Behandlung zu entsprechen. Dadurch kommt es in der Regel zu einer Überbeanspruchung, wodurch das Wohlbefinden des Patienten negativ beeinflusst wird.[236] Um

---

[233] Vgl. *LOVIBOND/LOVIBOND* (1995), S. 342.
[234] Vgl. *SCHÜZ/RENNEBERG* (2006), S. 135.
[235] Vgl. *SCHWARZER* (2004), S. 159.
[236] Vgl. *REIMANN/POHL* (2006), S. 217f.

den aufkommenden Stress während der medizinischen Versorgung abzubauen und die Problemsituation zu bewältigen, ist es für den Patienten entscheidend, sich mit seiner Krankheit und deren Behandlung aktiv auseinanderzusetzen und deren Ablauf gemeinsam mit dem Arzt zu koordinieren, um somit zunehmende Kontrolle über die Situation zu erlangen.[237]

Die Studie von *Krohne* (1989) hat gezeigt, dass Stress in der Regel zu Bewältigungsstrategien führt, die sich in Form von Informationssuche, Zukunftsplanung und Kontrollübernahme äußern, welche nach bisheriger Auslegung auf ein positives integratives Verhalten hinweisen.[238] Gemäß der Festlegung, dass der Patient in der komplexen Behandlungssituation den aufkommenden Stress als Anreiz sieht, diesen zu bewältigen, wird auch im Fall der vorliegenden Analyse angenommen, dass das Stressempfinden des Patienten positive Auswirkungen auf sein Integrationsverhalten hat.

> *H24: Je größer das Stressempfinden des Patienten, desto größer ist das Patientenintegrationsverhalten.*

Da Stress in der Regel ein unerwünschtes Gefühl darstellt, kann auf Basis der bereits erläuterten Dissonanztheorie angenommen werden, dass ein negatives Stressgefühl bei dem Patienten eine Umbewertung seiner Einstellung gegenüber der medizinischen Versorgung bzw. seiner Gesundheit hervorruft, wodurch dessen Involvement sinkt.[239] Daher wird für den vorliegenden Kontext angenommen, dass mit Zunahme des Stressempfindens das Involvement des Patienten gegenüber seiner Gesundheit abnimmt.[240]

> *H25: Je größer das Stressempfinden des Patienten, desto geringer ist das Involvement des Patienten.*

---

[237] Vgl. *LANGER/JANIS/WOLFER* (1975), S. 155.
[238] Vgl. *KROHNE* (1989), S. 241.
[239] Vgl. *FESTINGER* (1957), S. 1ff.
[240] Nach bestem Wissen der Autorin gibt es in der Literatur bislang keine empirische Studie, die die Wirkung des Stresses auf Involvement im Dienstleistungssektor untersucht hat, wodurch die Wichtigkeit dieser Hypothese verdeutlicht wird.

3.4 Auswirkungen der Patientenintegration und resultierende Hypothesen

3.4.1 Behandlungsqualität

Die Qualität in der Gesundheitsversorgung ist für das medizinische Fachpersonal, für die Politik und für die Verbraucher von Gesundheitsleistungen ein wichtiges Thema, denn in ihr liegt großes Potential, zum einen für Wettbewerbsvorteile und Rentabilität aufseiten der Anbieter, zum anderen für ein besseres Behandlungsergebnis aufseiten der Nachfrager.[241] Der Begriff der **Behandlungsqualität** wird definiert als Werturteil eines Patienten über die Eigenschaften, Bestandteile und Dimensionen eines medizinischen Versorgungsprozesses. [242] Zur Beurteilung der Leistungsqualität durch den Patienten werden Aspekte aus dem Bereich der zwischenmenschlichen Interaktionen, der technischen Ausstattung, der fachmännischen Kompetenzen, der administrativen Abläufe sowie das erlangte Ergebnis berücksichtigt.[243] Hierbei wird insbesondere das Behandlungsergebnis in Form der vollständigen Genesung, der Verbesserung der Lebensfunktionen oder sogar das Überleben als häufigster Indikator für die Behandlungsqualität aufgeführt. Der Vorteil dabei ist, dass die Gültigkeit und die Stabilität der Ergebnisse einer medizinischen Versorgung als Qualitätsdimension selten angezweifelt werden und somit eine einfache und aussagekräftige Messung darstellen.[244] Allerdings sehen viele Kritiker die Bestimmung der Behandlungsqualität durch den Patienten als nicht aussagekräftig an, da diesen das nötige Fachwissen fehlt, den komplexen Prozess der medizinischen Versorgung qualitativ zu bewerten. Vielmehr würde aus Patientensicht die Qualität der vorherrschenden Rahmenbedingungen höher bewertet als das eigentliche Behandlungsergebnis.[245] Dem steht entgegen, dass infolge der steigenden Beteiligung des Nachfragers an der Leistungserstellung dieser einen entscheidenden Einfluss auf den Ablauf des Prozesses, auf das Ergebnis und dessen Qualität hat.[246] Um somit eine gute Behandlungsqualität zu erreichen, ist es wichtig, die Erwartungen, Bedürfnisse und Werte des Patienten in die Leistungserstellung mit einzubeziehen und die Patientenkontrolle innerhalb der ablau-

---

[241] Vgl. *DAGGER/SWEENEY/JOHNSON* (2007), S. 123.
[242] Vgl. *DONABEDIAN* (2005), S. 692.
[243] Vgl. *DAGGER/SWEENEY/JOHNSON* (2007), S. 135.
[244] Vgl. *DONABEDIAN* (2005), S. 692f.
[245] Vgl. *SOAFER/FIRMINGER* (2005), S. 517.
[246] Vgl. *DABHOLKAR* (2015), S. 483.

fenden Interaktionen einer medizinischen Versorgung zu stärken, denn gut informierte und aktive Patienten geben den nötigen Standard vor, den sie dann auch qualitativ beurteilen können.[247]

In diesem Zusammenhang ist der „Self-Serving Bias" Ansatz von *Bendapudi* und *Leone* (2003) wichtig, der die Gefahr einer Überschätzung der eigenen Leistung in Bezug auf die Qualitätsbeurteilung eines Prozesses verdeutlicht.[248] Begründet wird diese durch das eigene Empfinden, denn eine eigens erbrachte Leistung in Bezug zu einem bestimmten Sachverhalt beeinflusst sowohl deren wahrgenommenes Ergebnis als auch die Auffassung über deren Bewertung.[249] Auf Grundlage dieser Auffassung wird auch im vorliegenden Kontext davon ausgegangen, dass die Behandlungsqualität als subjektive Beurteilung des Patienten aufgefasst wird und daher stark durch seine Verhaltensweisen beeinflusst wird.

H_{26}: Je stärker das Patientenintegrationsverhalten ist, desto besser ist die wahrgenommene Behandlungsqualität.

Anzumerken ist hierbei, dass die Behandlungsqualität eine enge Verknüpfung zu der Patientenzufriedenheit aufweist, da die beiden Faktoren in der Regel gemeinsam auftreten und voneinander abhängig sind. Dennoch wird die Behandlungsqualität in der vorliegenden Arbeit als eigenes Konstrukt für die Auswertung erfasst, um den theoretischen Auslegungen gerecht zu werden, indem die Behandlungsqualität als eigenständige Auswirkung der Patientenintegration verstanden wird und daher einer eigenständigen empirischen Überprüfung bedarf.

3.4.2 Patientenzufriedenheit

Die generelle Zufriedenheit über eine Sachlage beruht auf dem Vergleichsprozess der erwarteten mit den tatsächlichen Leistungen. Hierbei wird zwischen drei denkbaren Szenarien unterschieden: (1) Sind die Erwartungen des Konsumenten in Einklang mit der wahrgenommenen Leistung, ist dieser zufrieden: (2) Übertrifft die wahrgenommene Leistung die Erwartungen des Konsumenten, entsteht eine hohe Zufriedenheit bis hin zu Begeisterung: (3) Unterliegt allerdings die wahrgenommene Leistung den Erwartungen des Konsumenten, ist dieser unzufrieden.[250]

---

[247] Vgl. *SOFAER/FIRMINGER* (2005), S. 513.
[248] Vgl. *BENDAPUDI/LEONE* (2003), S. 18.
[249] Vgl. *ARIELY* (2010), S. 104.
[250] Vgl. *CHURCHILL/SUPRENANT* (1982), S. 492ff.

Demzufolge lässt sich Zufriedenheit als subjektiver und kognitiver Vergleich der Erwartungen eines Konsumenten an eine Dienstleistung mit der Wahrnehmung der tatsächlichen Leistung durch den Konsumenten definieren. Infolgedessen bildet die Zufriedenheit die Erfüllung von Erwartungen, Bedürfnissen, Ansprüchen und Werten des Konsumenten ab.[251] Diese Faktoren gelten als Prädikatoren der Zufriedenheit, wobei in erster Linie die Erwartungen des Konsumenten den entscheidenden Bezugspunkt zur Zufriedenheit bilden.[252] Daher beruht Zufriedenheit nicht auf einer erstklassigen Leistung, sondern auf einer angemessenen Leistung nach den Erwartungen des Konsumenten. Dies zeigt allerdings auch, dass Zufriedenheit ein relativer Begriff ist, der von den Konsumenten individuell ausgelegt wird. So kann ein Zustand, der eine Person zufriedenstellt, eine andere Person nicht berühren oder sogar zu Unzufriedenheit führen.[253]

Im Bereich der medizinischen Versorgung wird in diesem Zusammenhang die Patientenzufriedenheit erfasst, welche als die positive Bewertung der verschiedenen Dimensionen von der Gesundheitsversorgung definiert wird.[254] Sie entspricht somit dem Ausmaß, in dem jeder Patient seine erhaltene Gesundheitsdienstleistung anhand ihres gesamten Inhalts bewertet, sodass der Patient infolge einer nützlichen, wirksamen und patientenorientierten Ausführung der Behandlung durch das medizinische Fachpersonal zufriedengestellt werden kann.[255] Hierbei kann Zufriedenheit in drei Formen auftreten, welche sich nicht ausschließen, sondern nebeneinander einhergehen: Erstens bildet sie das psychische Wohlbefinden des Patienten nach einer Behandlung ab, zweitens führt sie dazu, den Patienten für zukünftige Versorgungsleistungen zu motivieren und drittens entspricht sie dem Urteil des Patienten über die Behandlungsqualität, und dient in diesem Zusammenhang zu deren Messung.[256] Dies zeigt wiederum die enge Verbindung zwischen der Behandlungsqualität und der Patientenzufriedenheit, denn das emotionale Konstrukt der Zufriedenheit beruht auf der kognitiven Bewertung der Leistungsqualität. Mit anderen Worten: Die Qualität bestimmt den Erfolg und der Erfolg bestimmt die Zufriedenheit.[257]

---

[251] Vgl. *DAY* (1977), S. 152.
[252] Vgl. *LEWIS* (1994), S. 656.
[253] Vgl. *SOFAER/FIRMINGER* (2005), S. 518.
[254] Vgl. *LINDER-PELZ* (1982), S. 580.
[255] Vgl. *ELDH* (2006), S. 18.
[256] Vgl. *DONABEDIAN* (1992), S. 248 und *LEE* et al. (2010), S. 450.
[257] Vgl. *DAGGER/SWEENEY/JOHNSON* (2007), S. 133.

Lerman et al. (1990) haben in ihrer Studie bestätigt, dass Patienten mit einer aktiven Rolle während ihrer Behandlung insgesamt zufriedener mit ihrer medizinischen Versorgung sind als eher passive Patienten.[258] Begründet wird dies damit, dass der Patient aufgrund einer informativen und aktiven Beteiligung an seiner medizinischen Versorgung seine Erwartungen gegenüber der Leistungserstellung anpasst, sodass diese durch den Arzt einfacher erfüllt werden können und der Patient schneller zufrieden ist.[259] Darüber hinaus werden, in Anlehnung an den Self-Service Bias, eigens erbrachte Leistungen wertvoller eingeschätzt, sodass die Erwartungshaltung diesen gegenüber geringer ist und ebenfalls zu einer zunehmenden Zufriedenheit führt. Daher wird für die vorliegende Arbeit hypothetisiert, dass mit zunehmenden integrativen Verhaltensweisen des Patienten die eigene Zufriedenheitswahrnehmung positiv beeinflusst wird.

> H_{27}: *Je stärker das Patientenintegrationsverhalten, desto höher ist die Patientenzufriedenheit.*

3.5   Moderierende Einflüsse auf die Patientenintegration

3.5.1 Moderierender Einfluss einer chronischen Krankheit

In der Regel weisen Patienten unterschiedliche Krankheitsbilder auf, wenn sie einen Arzt aufsuchen. Die verschiedenen Erkrankungen beeinflussen die Einstellung und den Bezug des Patienten gegenüber seiner medizinischen Versorgung auf unterschiedliche Weise, was sich wiederum auf das integrative Verhalten eines Patienten auswirkt. Daher ist davon auszugehen, dass einige Wirkungen der bisher erläuterten potenziellen Determinanten der Patientenintegration durch das Krankheitsbild des Patienten unterschiedlich ausgeprägt sind. Hierzu wird das Krankheitsbild in die zwei Gruppen der **chronisch-kranken Patienten** und der **nicht chronisch-kranken Patienten** unterteilt, um den jeweiligen Einfluss auf die Wirkungsbeziehungen als moderierenden Effekt zu untersuchen.

---

[258] Vgl. *LERMAN* et al. (1990), S. 29.
[259] Vgl. *WILHELM* (1999), S. 14.

Ein Patient gilt als chronisch krank, wenn mindestens einmal pro Quartal über ein Jahr von einem Arzt dieselbe Erkrankung behandelt wird, und somit eine Dauerbehandlung vorliegt.[260] Dieser dauerhafte bzw. mehrmalige Konsum von ärztlichen Leistungen führt bei den Patienten zu einem Anstieg der Erfahrungswerte, da der Leistungsprozess über die Zeit hinweg zu einer Gewohnheit wird. Der gewöhnliche Ablauf stellt den chronisch-kranken Patienten zusätzliche Ressourcen zur Verfügung, da die Behandlung effizienter ablaufen kann, welche wiederum genutzt werden können, aufkommende Stresssituationen besser zu bewältigen und vorherrschende Unsicherheitsfaktoren abzubauen, wodurch der wahrgenommene Aufwand reduziert wird. Dadurch reagieren und verhalten sich chronisch Kranke in der Leistungserstellung anders, als das bei nicht chronisch Kranken der Fall ist.[261] Die andauernde Behandlung sowie der Kontakt zu vielen unterschiedlichen Ärzten lässt chronisch-kranke Patienten fast schon als Experten erscheinen, da sie sich über lange Zeit und ausführlich mit der eigenen Krankheit auseinandersetzen und immer wieder neue Strategien entwickeln, erfolgreich damit umzugehen.[262]

Im Sinne des Kognitivismus nach *Tolman* (1920) wird gezeigt, dass die Verarbeitung äußerer Reize nicht nur zu bestimmten Verhaltensmustern führt, sondern auch innerhalb der handelnden Person infolge einer logischen Verarbeitung eine Veränderung bewirkt. Kommt es zu häufigen Durchführungen derselben oder ähnlichen Prozessen, steigen die Erfahrungen und Erkenntnisse in diesem Bereich stetig an, und die Person lernt über die Zeit, mit bestimmten Situationen besser umzugehen.[263]

Clark, Gong und *Kaciroti* (2014) haben mit ihrer Studie gezeigt, dass die Fähigkeiten, zu beobachten, zu beurteilen und zu reagieren eng miteinander verknüpft sind und sich gegenseitig verstärken, um dadurch erfolgreiche Verwaltungsstrategien gerade im Bereich von chronischen Krankheiten zu entwickeln.[264] Daher wird auch für den vorliegenden Kontext davon ausgegangen, dass ein Patient mit einer chronischen Krankheit seine medizinische Versorgung besser einschätzen und verwalten kann als ein Patient ohne chronische Krankheit. Infolgedessen wird angenommen, dass der Einfluss der Unsicherheit während einer Behandlung für einen

---

[260] Vgl. § 2 Abs. 2 *CHRONIKER-RICHTLINIE*, vom 19. Juni 2008.
[261] Vgl. *VENKATESH/THONG/XU* (2012), S. 166 und *BECKER/KNUDSEN* (2005), S. 750f.
[262] Vgl. *CLARK/GONG/KACIROTI* (2014), S. 499ff.
[263] Vgl. *WESSELS* (1994), S. 45, *ASANGER/WENNINGER* (1999), S. 352 und *LEFRANCOIS* (1986), S. 95ff.
[264] Vgl. *CLARK/GONG/KACIROTI* (2014), S. 507.

chronisch Kranken weniger Stress verursacht als für einen nicht chronisch Kranken.

> H_{28}: *Für Patienten mit chronischen Krankheiten ist der positive Einfluss der Unsicherheit auf das Stressempfinden weniger positiv ausgeprägt als bei Patienten ohne chronische Krankheit.*

Von einem ähnlichen Effekt kann bei der Komplexität ausgegangen werden. Chronische Krankheiten sind zwar gezeichnet durch ein sehr komplexes Krankheitsbild und eine vielschichtige Versorgung, allerdings führt die erlangte Routine dazu, dass die Komplexität der medizinischen Versorgung keinen großen Aufwand darstellt.

> H_{29}: *Für Patienten mit chronischen Krankheiten ist der positive Einfluss der Komplexität auf den wahrgenommenen Aufwand weniger positiv ausgeprägt als bei Patienten ohne chronische Krankheit.*

Die stetige Auseinandersetzung mit der eigenen Erkrankung entwickelt bei chronisch-kranken Patienten eine andere Gefühlswahrnehmung als bei nicht chronisch-kranken Patienten, infolgedessen auch das jeweilige Integrationsverhalten anders ausgestaltet ist.

> H_{30}: *Für Patienten mit chronischen Krankheiten ist der negative Einfluss der negativen Emotionen auf das Patientenintegrationsverhalten weniger negativ ausgeprägt als bei Patienten mit keiner chronischen Krankheit.*

Zudem wird vermutet, dass chronisch Kranke für ein zufriedenstellendes Ergebnis weitaus mehr leisten müssen als nicht chronisch-kranke Patienten, da für chronische Krankheiten ein integratives Verhalten vorausgesetzt wird.

> H_{31}: *Für Patienten mit chronischen Krankheiten ist der positive Einfluss des Integrationsverhaltens auf die Patientenzufriedenheit stärker positiv ausgeprägt als bei Patienten ohne chronische Krankheit.*

3.5.2 Moderierender Einfluss der Kontrollvariablen

Es wird vermutet, dass einige Merkmale des Patienten einen Einfluss auf die Bewertung einiger Konstrukte haben können. In der Literatur konnte bisher gezeigt werden, dass hauptsächlich zwischen den demografischen Variablen und dem jeweiligen Integrationsverhalten ein enger Zusammenhang besteht.[265] Daher werden in dieser Studie das Geschlecht, das Alter, der Lebensstatus, die Staatsbürgerschaft und die aktuelle Tätigkeit als Kontrollvariablen ebenfalls berücksichtigt, um deren Einfluss in dem vorliegenden Untersuchungsmodell zu erfassen. Sie sind allerdings kein direkter Forschungsgegenstand der vorliegenden Arbeit, sondern werden hierzu lediglich aufgenommen, um den Erklärungsgehalt des Modells nicht zu verringern; sie werden daher nicht mit eigenen Forschungshypothesen untersucht.

3.6 Zusammenfassende Darstellung des Untersuchungsmodells

In den Abschnitten 3.3, 3.4 und 3.5 wurden mit Hilfe theoretischer Ansätze aus dem Marketingbereich und der Verhaltenspsychologie sowie auf Grundlage bisheriger Studienergebnisse die für die vorliegende Arbeit relevanten Forschungshypothesen aufgestellt. Diese werden an dieser Stelle aggregiert und als gesamtes Untersuchungsmodell in Abbildung 3 grafisch dargestellt.

---

[265] Vgl. *STREET* et al. (2005), S. 961 und *SAY/THOMSON* (2003), S. 544.

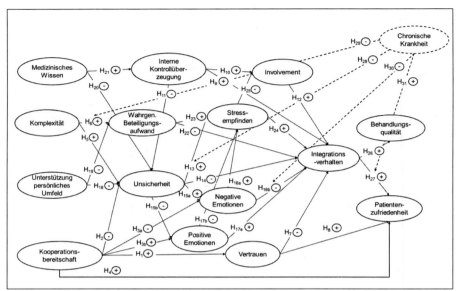

Abbildung 3:   Untersuchungsmodell der vorliegenden Studie
                Quelle: Eigene Darstellung

Dieses 31 Forschungshypothesen umfassende Untersuchungsmodell dient als Basis für die empirische Untersuchung in Kapitel 4.

4 Empirische Analyse der Einflussfaktoren der Patientenintegration

4.1 Vorgehen der Untersuchung

Für die Analyse des erstellten Untersuchungsmodells dieser Arbeit ist die Strukturgleichungsmodellierung ein geeignetes Instrument. Als Sonderform der Kausalanalyse wird sie den hypothesenprüfenden, statistischen Verfahren zugeordnet, da sie latente Variablen untersucht und einen strukturprüfenden Charakter hat. Somit lassen sich die erlangten Forschungshypothesen, die als Kausalzusammenhänge das Untersuchungsmodell bilden, konfirmatorisch überprüfen.[266] Für die Erhebung der für die Überprüfung notwendigen Daten bieten sich verschiedene Erhebungsmethoden an, welche sich in zwei Gruppen unterteilen lassen: Bei der dyadischen Methode werden beide Seiten einer Austauschbeziehung bei der Erhebung berücksichtigt, was im vorliegenden Sachverhalt den Arzt und den Patienten ausmachen würde. Ein entscheidender Vorteil hierbei ist, dass die Konstrukte dem jeweiligen Austauschpartner besser zugeordnet und somit qualifizierter und direkt bei diesen erhoben werden können. Allerdings ist im Kontext der medizinischen Versorgung aufgrund der ärztlichen Schweigepflicht eine arztseitige Erhebung von Daten kaum realisierbar.[267] Daher bietet sich für den vorliegenden Sachverhalt die einseitige Datenerhebung an, denn für die Erhebung der Einflussfaktoren des Patientenintegrationsverhaltens ist eine Befragung der Patienten unumgänglich, da die Analyse der vorliegenden Konstrukte insbesondere die Einstellungen, die Wahrnehmungen und die Wissensstärke der Patienten benötigt. Hierbei werden dem Ausdruck entsprechend nur die Angaben einer Seite einer Partnerschaft berücksichtigt. Der Vorteil hierbei liegt in einem deutlich geringeren Aufwand bei dennoch aussagekräftigen Ergebnissen.[268]

Mögliche Erhebungsarten von Daten für sozialwissenschaftliche Untersuchungen sind die Durchführung von Befragungen, Beobachtungen oder Inhaltsanalysen, Meinungen und Einstellungen von Probanden zu erheben, wobei die Befragung als die am häufigsten benutzte Methode angesehen wird.[269] Somit stellt die Befragung die relevante Erhebungsart für den Kontext der vorliegenden Arbeit dar, sodass die

---

[266] Vgl. *BACKHAUS/ERICHSON/WEIBER* (2011), S. 65.
[267] Vgl. *BÜTTGEN* (2007), S. 216f.
[268] Vgl. *GLEITSMANN* (2007), S. 104.
[269] Vgl. *HÄDER* (2010), S. 187 und *BORTZ/DÖRING* (2005), S. 237.

beiden anderen Arten nicht weiter berücksichtigt werden. Eine Befragung kann als direkte mündliche Befragung, als Telefoninterview oder als schriftliche Befragung, die entweder in Papierform oder internetgestützt abgehalten werden kann, durchgeführt werden.[270] Mündliche Befragungen zeichnen sich durch ein persönliches Interview aus, wobei sich der Interviewer und der Befragte direkt gegenübersitzen und die Daten somit während ablaufender Interaktionen erfasst werden. Nachteilig hierbei sind die gegenseitige Einflussnahme der Befragungsteilnehmer sowie der große finanzielle und zeitliche Aufwand, sodass sich diese Methode nicht für den vorliegenden Kontext eignet. Aus diesem Grund werden auch, trotz geringerer monetärer Mittel, Telefoninterviews als Erhebungsmethode nicht in Betracht gezogen und daher nicht näher erläutert.[271] Als effiziente Methode bieten sich schriftliche Befragungen an, da die Befragung mittels eines Fragebogens unter geringem Aufwand eine relativ hohe Fallzahl erreichen kann. Ein weiterer Vorteil ist die mögliche Anonymität beim Ausfüllen, wodurch die Probanden mehr Zeit in ihre Antwort investieren und somit die Verzerrungsgefahr der Ergebnisse verringert werden können.[272] Insbesondere internetgestützte Online-Befragungen per E-Mail oder über soziale Netzwerke, wie z. B. Facebook oder fachspezifische Internetforen, bieten eine zeitsparende und kostengünstige Möglichkeit, Daten zu erfassen. Hierbei wird den Probanden ein Link zugeschickt, über den der auszufüllende Online-Fragebogen erreicht wird. Der Nachteil ist, dass das wahrheitsgemäße und vollständige Ausfüllen nicht direkt geprüft werden kann, wodurch ein repräsentatives Ergebnis nur schwer zu erreichen ist und somit oftmals kein verallgemeinerbares Ergebnis erlangt werden kann.[273] Dennoch stellt die einseitige Online-Befragung für die vorliegende Untersuchung aufgrund des geringen Zeit- und Kostenaufwands und der Erreichung einer relativ hohen Teilnehmerzahl die passende Form dar, um die relevanten Patientendaten zu erfassen und diese mithilfe eines Strukturgleichungsmodells zu untersuchen.

---

[270] Vgl. *SCHNELL/HILL/ESSER* (2013), S. 314ff.
[271] Vgl. *BEREKHOVEN/ECKERT/ELLENRIEDER* (2009), S. 100f., *SCHEFFLER* (2000), S. 70 und *POTTHOFF/ELLER* (2000), S. 104.
[272] Vgl. *SCHEFFLER* (2000), S. 69f.
[273] Vgl. *SCHNELL/HILL/ESSER* (2013), S. 373ff.

4.2 Operationalisierung der Variablen und Entwicklung der Messmodelle

Der folgende Abschnitt dient dazu, die in Kapitel 3 entwickelten konzeptionellen Konstrukte messbar zu machen. Hierzu wird auf bereits bestehende und bewährte empirische Studien zurückgegriffen, welche die verwendeten Konstrukte bereits anhand einer Items-Messskala untersucht haben. Diese werden zur Operationalisierung der vorliegenden Konstrukte aufgegriffen und gegebenenfalls angepasst.

Zur Erstellung von Messmodellen einzelner latenter Konstrukte werden jeweilige Faktorindikatoren (Items) benötigt, anhand derer die Variable erfasst wird. Hierbei wird zwischen reflektiven und formativen Indikatoren unterschieden. Bei der Verwendung formativer Indikatoren wird das Konstrukt als Funktion aus seinen Items dargestellt, das heißt die ihm zugeordnete Indikatoren verursachen das Konstrukt, wohingegen die reflektiven Indikatoren als Messungen des Faktors angesehen werden und somit aus diesem entstehen. Der Vorteil hierbei liegt in der Berücksichtigung von aufkommenden Messfehlern, was ihnen ein höheres Ansehen in der Marktforschung zuteilt als formativen Indikatoren.[274] Daher werden die Konstrukte im vorliegenden Fall durch reflektive Indikatorenmodelle operationalisiert.

Street, *Gordon* und *Haidet* (2007) untersuchen in ihrer Studie die **Kooperationsbereitschaft des Arztes** gegenüber seinen Patienten in Form der Partnerschaftsbildung. Hierzu werden jeweils vier Items benutzt, die in ihrer Ausführung nach der Übersetzung ebenso für diese Arbeit als Grundlage dienen.[275] Somit wird die Kooperationsbereitschaft des Arztes anhand der folgenden vier Items operationalisiert:

- Der Arzt ermutigte mich, meine Ängste und Sorgen zu äußern.
- Der Arzt behandelte mich wie einen ebenbürtigen Partner.
- Der Arzt fragte mich nach meiner Meinung.
- Der Arzt fragte mich nach meinen Gedanken und Gefühlen.

Aufgrund der engen Verknüpfung zwischen der Kooperationsbereitschaft und der Kommunikationsbereitschaft des Arztes gegenüber dem Patienten wurde – obwohl hierzu keine Forschungshypothesen entwickelt wurden – zusätzlich die Kommu-

---

[274] Vgl. *HOMBURG/GIERING* (1996), S. 6.
[275] Vgl. *STREET/GORDON/HAIDET* (2007), S. 589.

nikationsbereitschaft des Arztes gemessen, um eine Sicherstellung aussagekräftiger Daten zu gewährleisten. Im Falle von undeutlichen Ergebnissen der Kooperationsbereitschaft könnte auf die Ergebnisse der Kommunikationsbereitschaft zurückgegriffen und das Konstrukt dahingehend angepasst werden. Hierzu wird ebenfalls die Bewertungsskala von *Street*, *Gordon* und *Haidet* (2007) übersetzt und direkt angewendet, sodass für die Bewertung der Kommunikationsbereitschaft folgende Items zugrunde gelegt wurden:

- Der Arzt diskutierte mit mir ausführlich die Auslöser für meine Beschwerden.
- Der Arzt erklärte mir alle Sachverhalte über meine Erkrankung gründlich.
- Der Arzt gab mir ohne Nachfrage sämtliche Informationen über meine Behandlung.
- Der Arzt erklärte mir sein Vorgehen und seine Empfehlungen in einer verständlichen Art und Weise.

Zur Messung der gesamten Items wurde eine siebenstufige Zustimmungsskala verwendet, die von „Stimme überhaupt nicht zu" (1) bis „Stimme vollkommen zu" (7) reicht.

Das Konstrukt der **Komplexität der medizinischen Versorgung** wird mittels einer vier Items umfassenden Skala von *Burnham*, *Frels* und *Mahajan* (2003) operationalisiert.[276] Da die Variable hier im Zusammenhang mit dem generellen Dienstleistungsangebot überprüft wurde, wird eine Umformulierung der Items vorgenommen, um diese auf den vorliegenden Kontext anzupassen. Somit wird in der vorliegenden Arbeit zur Messung der Komplexität der medizinischen Versorgung folgendes Messmodell verwendet:

- Im Bereich der medizinischen Versorgung gibt es viele verwirrende Aspekte.
- Die Prozesse der medizinischen Versorgung sind im Allgemeinen schwierig zu verstehen.
- Es ist wichtig, das nötige Fachwissen mitzubringen, um eine medizinische Versorgung richtig und gut durchzuführen.
- Das gesamte Fachgebiet der Medizin ist von Natur aus kompliziert.

Zur Messung der Items diente hierbei ebenfalls eine siebenstufige Zustimmungsskala von „Stimme überhaupt nicht zu" (1) bis „Stimme vollkommen zu (7).

---

[276] Vgl. *BURNHAM/FRELS/MAHAJAN* (2003), S. 123.

Das **Vertrauen gegenüber dem Arzt** wird anhand von fünf Items gemessen. Diese wurden nach dem Ermessen der Autorin dieser Arbeit aus den bereits vorhandenen Skalen zur Messung des Ärztevertrauens von *Schwar, Montenegro* und *Fleming* (1967) sowie von *Safran* et al. (1998) zusammengefügt:[277]

- Ich bin mir sicher, dass mein Arzt die richtigen Dinge tut.
- Ich bin überzeugt, dass mein Arzt weiß, was das Beste für mich ist.
- Ich bin überzeugt, dass mein Arzt mir immer die Wahrheit sagt, auch wenn es schlechte Nachrichten sind.
- Ich kann mit meinem Arzt über alles sprechen.
- Ich vertraue dem medizinischen Urteil meines Arztes vollkommen.

Zur Messung der Items wurde wiederum die siebenstufige Zustimmungsskala von „Stimme überhaupt nicht zu" (1) bis „Stimme vollkommen zu" (7) verwendet.

Die in dieser Arbeit verwendete Skala zur Messung der **Kontrollüberzeugung** stützt sich auf die eigens für den Gesundheitsbereich entwickelte multidimensionale Health-Locus-of-Control Skala nach *Wallston, Wallston* und *DeVellis* (1978), da diese den vorliegenden Kontext aufgreift und somit in übersetzter Form direkt für die Operationalisierung der drei Bereiche der Kontrollüberzeugung angewendet werden kann:[278]

Interne Kontrollüberzeugung:
- Wenn ich krank werde, ist das mein eigenes Verschulden.
- Wenn ich krank werde, habe ich selbständig die Kraft, wieder gesund zu werden.
- Ich bin selbst verantwortlich für meine Gesundheit.
- Es hängt hauptsächlich von meinem Engagement ab, ob ich gesund werde oder gesund bleibe.

Externe Kontrollüberzeugung durch mächtige Dritte bestimmt:
- Wenn ich regelmäßig einen Arzt aufsuche, bin ich weniger anfällig für Krankheiten.
- Es hängt hauptsächlich von dem Arzt ab, dass ich nach einer Erkrankung wieder gesund werde.
- Allein der Arzt ist für meine Gesundheit verantwortlich.

---

[277] Vgl. *SCHWAR/MONTENEGRO/FLEMING* (1967), S. 102 und *SAFRAN* et al. (1998), S. 739.
[278] Vgl. *WALLSTON/WALLSTON/DEVELLIS* (1978), S. 164f.

- Ich kann meine Gesundheit nur schützen, indem ich einen Arzt um Rat frage.

Externe Kontrollüberzeugung durch den Zufall bestimmt:
- Wenn ich krank werde, ist das eine Sache des Schicksals.
- Wenn ich gesund bleibe, ist das nur Glück.
- Meine Gesundheit wird durch zufällige Einflüsse und Ereignisse bestimmt.
- Wenn ich krank bin, muss ich der Natur ihren Lauf lassen, um wieder gesund zu werden.

Auch hierbei wurden aus Sicherheitsgründen sowohl die interne Kontrollüberzeugung als auch die externe Kontrollüberzeugung in doppelter Ausführung gemessen, sodass bei unklaren Ergebnissen der eigentlich relevanten internen Kontrollüberzeugung auf die Ergebnisse der externen Kontrollüberzeugung ausgewichen werden kann.

Zur Messung der Kontrollüberzeugung wurde im vorliegenden Fall wiederum auf die siebenstufige Zustimmungsskala von „Stimme überhaupt nicht zu" (1) bis „Stimme vollkommen zu" (7) zurückgegriffen.

Die verwendete Skala zur Erfassung des **Involvements** eines Patienten ist an den Ausführungen von *Cheung* und *To* (2011) sowie *Seiders* et al. (2005) orientiert.[279] Da in den Studien zum einen die Finanzdienstleistung, zum anderen der generelle Produktabsatzmarkt erforscht wird, ist eine formale Anpassung der verwendeten Items auf den vorliegenden Kontext nötig. Demnach wird das Involvement des Patienten anhand der folgenden sechs Items operationalisiert:

- Eine aktive Beteiligung an meiner medizinischen Versorgung ist mir sehr wichtig.
- Eine aktive Beteiligung an meiner medizinischen Versorgung ist für mich grundsätzlich sehr bedeutsam.
- Eine aktive Beteiligung an meiner medizinischen Versorgung ist eine nützliche und interessante Sache für mich.
- Ich informiere mich gerne über Krankheiten und deren Behandlungsmöglichkeiten.
- Ich habe ein starkes persönliches Interesse an den Möglichkeiten der medizinischen Versorgung.

---

[279] Vgl. *CHEUNG/TO* (2011), S. 276 und *SEIDERS* et al. (2005), S. 41.

- Insgesamt haben meine medizinische Versorgung und meine Gesundheit einen hohen Stellenwert für mich.

Auch für dieses Konstrukt wurde die siebenstufige Zustimmungsskala von „Stimme überhaupt nicht zu" (1) bis „Stimme vollkommen zu" (7) zur Messung der Items verwendet.

Die **Unsicherheit** des Patienten wird mittels einer vier Items umfassenden Skala gemessen, welche sich aus den Studien von *Mishel* (1981) und *Dimoka, Hong* und *Pavlou* (2012) zusammensetzt.[280] Hierzu wurden die nach dem Ermessen der Autorin relevanten und aussagekräftigsten Items identifiziert und auf den Kontext der medizinischen Versorgung angepasst, sodass eine neue Skala zur Messung der Unsicherheit des Patienten entsteht:

- Vor Beginn einer Behandlung kann ich nicht sagen, ob diese hilfreich für mich ist.
- Nach einem Arztbesuch weiß ich trotzdem nicht, wie es mit mir und meiner Gesundheit weitergeht.
- Für mich ist nicht klar, was während der Behandlung mit mir passiert.
- Im Allgemeinen fühle ich eine große Unsicherheit gegenüber jeder medizinischen Versorgung.

Für die Messung dieses Konstruktes wird eine siebenstufige Ratingskala des Zutreffens des Sachverhaltes verwendet, mit den Endpunkten „Trifft überhaupt nicht zu" (1) und „Trifft vollkommen zu" (7).

Die Konstrukte der **positiven und negativen Emotionen** werden mittels adjektiver Gefühlsbestimmungen, die der Patient während seiner medizinischen Versorgung erfahren hat, untersucht. Hierzu dient die „Positive and Negative Affect Schedule"-Scale (PANAS-Skala) von *Watson, Clark* und *Tellegen* (1988) als passende Grundlage.[281] Diese wurde um die für die vorliegende Forschungsfrage irrelevanten Ausprägungen verkürzt und um die drei Adjektive unsicher, angespannt und besorgt aus der Studie von *Marteau* und *Bekker* (1992) erweitert, da diese nach der Auffassung der Autorin gerade im Bereich der medizinischen Versorgung eine wichtige Rolle spielen.[282] Somit wird in Anlehnung an besagte Studien in dieser

---

[280] Vgl. *MISHEL* (1981), S. 260 und *DIMOKA/HONG/PAVLOU* (2012), S. A4.
[281] Vgl. *WATSON/CLARK/TELLEGEN* (1988), S. 1070.
[282] Vgl. *MARTEAU/BEKKER* (1992), S. 306.

Arbeit die Emotionslage des Patienten anhand der folgenden positiven und negativen Adjektive gemessen:

1) Positive Emotionen: begeistert, aktiv, interessiert, aufmerksam, stark, entschlossen.
2) Negative Emotionen: ängstlich, verärgert, erschrocken, bekümmert, nervös, schuldig, gereizt, beschämt, durcheinander, unsicher, angespannt, besorgt.

Die zur Bewertung verwendete Skala orientiert sich ebenfalls an der Auslegung innerhalb der für die Emotionslage genannten Studien, sodass eine fünfstufige Bewertungsskala mit den Elementen Niemals, Etwas, Halbwegs, Sehr und Völlig verwendet wurde.

Zur Erfassung der **Unterstützung durch das persönliche Umfeld** wurde zum einen auf die Studie von *Landgraf, Huber* und *Bartl* (2006) zurückgegriffen, welche die subjektive Norm als Überzeugung eines Individuums über das von ihm erwartete Verhalten des Patienten anhand einer fünf Items umfassenden Skala untersuchen.[283] Zum anderen dient die Studie von *La Greca* et al. (1995) als Grundlage, wobei hierin die soziale Unterstützung im Bereich der Diabetes Versorgung in den drei Kategorien materielle/instrumentelle, informative und emotionale Unterstützung gemessen wird.[284] Hieraus wurden die stärksten Items zu einem neuen Messmodell zusammengestellt, sodass das Konstrukt der Unterstützung durch das persönliche Umfeld folgendermaßen operationalisiert wird:

- Mein persönliches Umfeld ermutigt mich, medizinische Versorgung in Anspruch zu nehmen.
- Mein persönliches Umfeld befürwortet meine Entscheidungen, die ich bezüglich meiner medizinischen Versorgung treffe.
- Mein persönliches Umfeld unterstützt mich bei meiner medizinischen Versorgung.
- Mein persönliches Umfeld gibt mir Informationen und Ratschläge in Bezug auf meine medizinische Versorgung.

Um die Aussagen messbar zu machen, werden diese Items mittels der bereits erwähnten siebenstufigen Ratingskala des Zutreffens zwischen „Trifft überhaupt nicht zu" (1) und „Trifft vollkommen zu" (7) bewertet.

---

[283] Vgl. *LANDGRAF/HUBER/BARTL* (2006), S. 148.
[284] Vgl. *LA GRECA* et al. (1995), S. 457.

Die zur Messung des **medizinischen Wissens des Patienten** verwendeten Items sind der Studie von *Auh* et al. (2007) entnommen. Hierbei wird die Kompetenz des Patienten erforscht, inwieweit sich dieser mit dem Sachgebiet der Medizin mit Bezug zur eigenen Gesundheit auskennt.[285] Infolgedessen können die hier angesetzten Items direkt übernommen werden, sodass für die vorliegende Arbeit das Konstrukt des medizinischen Wissens des Patienten mittels vier Items operationalisiert wird:

- Ich bin überzeugt, gute Kenntnisse über medizinische und gesundheitsbezogene Themen zu haben.
- Ich kenne mich gut mit medizinischen Behandlungsmethoden aus.
- Ich bin in der Lage, bei auftretenden Gesundheitsproblemen selbstständig wirkungsvolle Lösungen zu finden.
- Ich bin sehr erfahren in der ärztlichen Beratung.
- Ich verstehe alle Bestandteile während einer Behandlung durch meinen Arzt.

Zur Messung der Items wird abermals die siebenstufige Zustimmungsskala von „Stimme überhaupt nicht zu" (1) bis „Stimme vollkommen zu" (7) verwendet.

Xia, Kukar-Kinney und *Monroe* (2010) entwickeln eine Skala, die den wahrgenommenen Aufwand gegenüber Möglichkeiten der Preissenkung durch das Einlösen von Coupons erfasst und sechs Items umfasst. Nach formaler Anpassung bieten sich nur zwei der Items an, sodass eine Ergänzung aus der Studie von *Büttgen* (2007) notwendig ist, da diese den Aufwand im Kontext eines Sportstudios erfasst, welcher als Dienstleistung einen näheren Bezug zu dem Thema dieser Arbeit darstellt.[286] Auf Basis dieser zwei Studien wird nach einer formalen Anpassung der **wahrgenommene Beteiligungsaufwand** innerhalb der medizinischen Versorgung mittels eines vier Items umfassenden Messmodells abgefragt:

- Ich habe das Gefühl, dass eine aktive Beteiligung an meiner medizinischen Versorgung mich viel Mühe kostet.
- Ich finde die aktive Beteiligung an meiner medizinischen Versorgung anstrengend.
- Ich bin der Meinung, dass eine aktive Beteiligung an meiner medizinischen Versorgung mich viel Zeit kostet.

---

[285] Vgl. *AUH* et al. (2007), S. 364.
[286] Vgl. XIA/KUKAR-KINNEY/MONROE (2010), S. 6 und BÜTTGEN (2007), S. 401.

- Insgesamt finde ich eine aktive Beteiligung an meiner medizinischen Versorgung aufwändig.

Zur Messung der Items wird auch an dieser Stelle eine siebenstufige Zustimmungsskala verwendet, die von „Stimme überhaupt nicht zu" (1) bis „Stimme vollkommen zu" (7).

Für die Operationalisierung des **Stressempfindens** wurde ein eigens für diese Arbeit entwickeltes Messmodell nach dem Ermessen der Autorin aufgestellt, welche sich an den Anhaltspunkten der Items von *Jex, Beehr* und *Roberts* (1992), sowie *LePine, LePine* und *Jackson (2004)* orientiert.[287] Hierzu wurden passende Items aus den Studien herausgenommen und auf den vorliegenden Kontext angepasst, woraus sich ein vier Items umfassendes Messmodell ergibt:

- Eine aktive Beteiligung an meiner medizinischen Versorgung bedarf meiner vollen Aufmerksamkeit und Konzentration.
- Eine aktive Beteiligung an meiner medizinischen Versorgung führt bei mir zu Stress.
- Eine aktive Beteiligung an meiner medizinischen Versorgung belastet mich mental sehr.
- Eine aktive Beteiligung an meiner medizinischen Versorgung stellt Anforderungen an mich, die mich überfordern.

Für die Messbarkeit der Aussagen wird die bereits für andere Konstrukte genutzte siebenstufige Zustimmungsskala mit den Endpunkten „Stimme überhaupt nicht zu" (1) und „Stimme vollkommen zu" (7) verwendet.

Das zentrale Konstrukt dieser Arbeit ist das **Patientenintegrationsverhalten**. Da in diesem Bereich bisher keine direkten Studien aufzufinden sind, wird für die Operationalisierung auf Studien der Patientenmitwirkung und der Patientenbeteiligung zurückgegriffen sowie auf Studien im Kontext der Kundenintegration. *Lerman* et al. (1990) nutzen für die Operationalisierung des integrativen Verhaltens des Patienten zum einen eine „Patient information Scale", zum anderen eine „Patient Decision-making Scale", welche je vier Items umfasst.[288] Hieraus lassen sich zwei starke Items für den vorliegenden Kontext übernehmen und ableiten. Weitere Items wurden aus dem 11 Items umfassenden Messmodell von *Büttgen,*

---

[287] Vgl. *JEX/BEEHR/ROBERTS* (1992), S. 624 und *LEPINE/LEPINE/JACKSON* (2004), S. 891.
[288] Vgl. *LERMAN* et al. (1990), S. 30.

Schumann und *Ate*s (2012) übernommen und an den vorliegenden Kontext ange-passt, um die Verbindung zum Gesundheitsmarkt herzustellen, da dieses das pro-duzierende Verhalten von Konsumenten im Leistungserstellungsprozess im gene-rellen Absatzmarkt abfragt.[289] Zudem veröffentlichen *Yim, Chan* und *Lam* (2012) eine fünf Items umfassende Skala zur Bemessung der Kundenpartizipation.[290] So-mit wird das Hauptkonstrukt dieser Arbeit in Anlehnung an die in diesen Studien verwendeten Skalen zur Ermittlung von integrativem Verhalten gebildet, welche so modifiziert werden, dass sie das Integrationsverhalten des Patienten anhand von sieben Items bestimmen:

- Ich gebe meinem Arzt ausreichend und ausführliche Informationen über meine Beschwerden und meine Bedürfnisse.
- Ich diskutiere gerne mit meinem Arzt über meine Erkrankung und deren Be-handlung.
- Ich halte mich strikt an die vorgegebenen Behandlungsprinzipien meines Arz-tes.
- Im Zusammenhang mit meiner medizinischen Versorgung hatte ich einen hohen Aktivitätsgrad (von Vorinformation bis Genesung).
- Ich habe alles gegeben, um ein gutes Behandlungsergebnis zu erzielen.
- An meiner medizinischen Versorgung habe ich mich kaum beteiligt.
- Meine Beiträge zu meiner medizinischen Versorgung waren insgesamt gering.

Zur Messung der vorliegenden Items wurde auch in diesem Fall die siebenstufige Ratingskala der Zustimmung zu einem Sachverhalt verwendet, mit den Polen „Stimme überhaupt nicht zu" (1) und „Stimme vollkommen zu" (2).

Das zur Messung der Patientenzufriedenheit verwendete Messmodell gründet sich hauptsächlich auf die vorhandenen Skalen-Items von *Hausman* (2004), *Ware* et al. (1983) sowie *Homburg* und *Stock* (2004), welche je nach Erfordernis umformuliert wurden.[291] Somit wird die Patientenzufriedenheit anhand folgender fünf Items er-mittelt:

- Die Behandlung, die ich von meinem Arzt erhalten habe, ist perfekt.
- Für meine nächste Behandlung suche ich mir einen anderen Arzt.

---

[289] Vgl. *BÜTTGEN/SCHUMANN/ATES* (2012), S. 178.
[290] Vgl. *YIM/CHAN/LAM* (2012), S. 135f.
[291] Vgl. *HAUSMAN* (2004), S. 415, *WARE* et al. (1983), S. 252f. und *HOMBURG/STOCK* (2004), S. 155.

- Es gibt Dinge bei meiner medizinischen Versorgung durch meinen Arzt, die besser hätten sein können.
- Insgesamt sind meine Erfahrungen mit meinem Arzt positiv.
- Insgesamt bin ich mit meinem Arzt und seiner Behandlung zufrieden.

Gemessen werden diese Items mit Hilfe der bereits erwähnten siebenstufigen Ratingskala des Zutreffens, die von „Trifft überhaupt nicht zu" (1) bis zu „Trifft vollkommen zu" (7) reicht.

Die **Behandlungsqualität** wurde anhand der Prozessqualität von allgemeinen Dienstleistungsprozessen gemessen. Hierzu wurden die Messmodelle von *Cronin, Brady* und *Hult* (2000) sowie *Sharma* und *Patterson* (1999) zugrunde gelegt.[292] Nach dem Ermessen der Autorin wurden die für den vorliegenden Kontext am ehesten passenden Items herausgenommen, modifiziert und zu einem vier Item starken Messmodell neu zusammengesetzt:

- Mein Arzt bietet eine zuverlässige und beständige medizinische Versorgung an.
- Mein Arzt stellt seine Leistungen in einer angemessenen Art und Weise bereit.
- Mein Arzt kennt sich gut mit verschiedenen Behandlungsmethoden aus.
- Mein Arzt hilft mir meine Gesundheit wiederherzustellen und diese zu fördern.

Auch an dieser Stelle wird zur Bewertung die siebenstufige Zustimmungsskala mit den Endpunkten „Stimme überhaupt nicht zu" (1) und „Stimme vollkommen zu" (7) verwendet.

Neben den Messmodellen zur Datenerhebung für die Bestimmung der Einflussfaktoren der Patientenintegration in der medizinischen Versorgung wurden weitere Informationen abgefragt, die für die Auswertung der vorliegenden Untersuchung relevant sind. Hierzu gehören: (1) Allgemeine Hintergrundinformationen des Probanden über seine Erkrankung in Form des Krankheitsbilds, der Grund für den Arztbesuch, die subjektive Schwere der Erkrankung sowie die Dauer der vorliegenden Arzt-Patienten-Beziehung. (2) Die allgemeine Meinung der Probanden zum Thema Patientenintegration in Form der Wichtigkeit und des erwarteten Nutzens. (3) Sowie die demografischen Faktoren der Probanden durch Alter, Geschlecht, Lebensstatus, Staatsangehörigkeit, Bildung Qualifikation, Haushaltsnettoeinkommen und aktuelle Tätigkeit.

---

[292] Vgl. *CRONIN/BRADY/HULT* (2000), S. 212 und *SHARMA/PATTERSON* (1999), S. 167.

Der aus diesen Messmodellen und freien Fragen entstehende Entwurf des Fragebogens wird anschließend mithilfe eines qualitativen Pretests überprüft, um notwendige Anpassungen vorzunehmen. Der genaue Ablauf des Pretests und die daraus entstehenden Korrekturen werden im nächsten Abschnitt näher erläutert.

4.3 Anpassung der Fragebogenitems mittels eines qualitativen Pretests

Der Pretest dient dazu, den Fragebogenentwurf durch mehrere Probe-Probanden
evaluieren zu lassen, um die Klarheit sowie die zeitliche und intellektuelle Inanspruchnahme vorab bereits auf missverständliche Formulierungen zu prüfen. Die
daraus entstehenden Schlussfolgerungen dienen dazu, den Fragebogen dahingehend anzupassen, dass mögliche Fehler in der Erhebung der Daten vermieden werden.[293] Für die vorliegende Arbeit wurden zehn Personen zwischen 20 und 60 Jahren aus dem näheren Bekanntenkreis der Verfasserin als Vorab-Probanden gebe-
ten, den Fragebogenentwurf in Papierform auszufüllen und entstehende Auffällig-
keiten mit Anmerkungen als Verbesserungsvorschläge zu versehen, wobei stets
die Anwesenheit der Verfasserin gegeben war.

Sechs der zehn Probanden konnten bei der Abfrage der Emotionen keinen Bezug
zu dem Adjektiv „aktiv" im Zusammenhang mit ihrer medizinischen Versorgung
herstellen. Da die Patientenintegration im eigentlichen Sinne die Aktivität des Patienten während seiner medizinischen Versorgung darstellt und diese als Hauptkonstrukt dieser Arbeit separat in größerem Umfang abgefragt wird, wurde „aktiv"
aus der sechs Item umfassenden Skala der positiven Emotionen entfernt, sodass
das Konstrukt anhand der übrigen fünf Items operationalisiert wird. Darüber hinaus führte bei fünf Probanden das dritte Item der Messskala der Komplexität der
medizinischen Versorgung „Es ist wichtig, das nötige Fachwissen mitzubringen,
um eine medizinische Versorgung richtig und gut durchzuführen" zu Verständnis-
problemen, ob sich das Fachwissen rein auf den Arzt bezieht oder auch den Patienten beinhaltet. Für eine bessere Verständlichkeit wurde die Frage in folgende
Form umformuliert: „Um eine medizinische Versorgung richtig und gut durchzuführen, ist generell ein hohes Fachwissen notwendig". Dasselbe Problem kam bei
der Messung des medizinischen Wissens des Patienten auf, wobei alle Probanden

---

[293] Vgl. *SCHNELL/HILL/ESSER* (2013), S. 340.

eine Anmerkung zu dem vierten Item „Ich bin sehr erfahren in der ärztlichen Beratung" gemacht haben. Infolge des vorherrschenden Konsenses aller Probanden und der Tatsache, dass nach einer Eliminierung immer noch vier Items hinreichend für das Untersuchungsinteresse sind, wurde dieses aus dem Messmodell entfernt.

Darüber hinaus wurden weitere Angaben zum generellen Aufbau des Fragebogens aufgeführt. Hierbei wurde von allen Probanden angemerkt, den Hinweis aus dem Einführungstext, sich bei bestimmten Fragen auf den letzten bzw. einen besonderen Arztbesuch oder Krankenhausaufenthalt zu beziehen, auch innerhalb des Fragebogens unter der entsprechenden Frage aufzuführen. Demzufolge wurde zu den Fragen, die sich auf die spezielle ausgewählte Behandlung beziehen, der Vermerk: „Bitte beziehen Sie sich hierbei auf den Arztbesuch/Krankenhausaufenthalt, den Sie zu Beginn der Umfrage gewählt haben", hinzugefügt. Des Weiteren wurden infolge des Pretests zwei weitere Fragen hinzugefügt da diese durch die Autorin als relevant empfunden wurden: Zum einen die Frage nach der Art der Krankenversicherung der Probanden, zum anderen die Frage, ob der Proband im Gesundheitswesen tätig ist. Diese beiden Faktoren können das Integrationsverhalten des Patienten ebenfalls maßgeblich beeinflussen.

Der Aspekt des zeitlichen Aufwandes der Beantwortung des Fragebogens wurde von allen Probanden als sehr knapp bemessen angegeben. Die zu Beginn angesetzte Beantwortungsdauer des Fragebogens von 10 Minuten konnte von keinem Probanden eingehalten werden. Die durchschnittliche Bearbeitungszeit des Fragebogens der Vorab-Probanden betrug 17 Minuten, inklusive der Anfertigung von Anmerkungen. Daher wurde die Zeitangabe auf ca. 10-15 Minuten angehoben.

Der nach den Anpassungen infolge des Pretests entstandene Fragebogen, der als Grundlage zur Datenerhebung der vorliegenden Studie dient, ist in Anhang 3 aufgeführt.

4.4 Überprüfung des Untersuchungsmodells im Rahmen der Hauptuntersuchung

4.4.1 Erhebung der Daten und Struktur der Stichprobe

Mithilfe der Onlinebefragungssoftware „questback" wurde eine Onlineform des entwickelten Fragebogens erstellt. Der hierzu entstandene Link, der zur Teilnahme an der Befragung führt, wurde über das Internet via E-Mail und soziale Netzwerke (wie z. B. Internetforen, Facebook, Xing) verteilt, um für die vorliegende quantitative Untersuchung eine möglichst hohe Probandenzahl zu generieren. Aufgrund des Kontextes dieser Arbeit wurden hierzu hauptsächlich generelle Gesundheitsforen sowie auf chronische Krankheiten spezialisierte Foren verwendet. Aufgrund dessen, dass jeder Mensch schon einmal einen Arztkontakt hatte, musste keine Selektierung der Probanden vorgenommen werden, sondern jeder, der mitmachen wollte, konnte teilnehmen. Die Möglichkeit, sich an der Befragung zu beteiligen war in dem Zeitraum der Datenerhebung vom 13.07.2015 bis zum 23.08.2015 gegeben. Bis dahin wurden insgesamt 942 Personen erreicht, welche bis zur Begrüßungsseite vorschritten. Von diesen schlossen 334 Personen den Fragebogen komplett ab, wobei 13 weitere aufgrund fehlender Werte oder stetig gleicher Antworten als ungültig eliminiert wurden, sodass am Ende 321 Probanden übrig blieben, deren Daten für die vorliegende Untersuchung verwendet werden (Ausschöpfungsquote: 34,1 %).

Zunächst werden die soziodemografischen Angaben der Probanden untersucht, um die vorliegende Stichprobe näher zu beschreiben:[294]

Von den 321 Probanden haben alle Angaben zu ihrem Geschlecht gemacht, wobei 234 weiblich und 87 männlich angekreuzt haben. Dies entspricht einer Verteilung von 72,9 % weiblichen Teilnehmern und 27,1 % männliche Teilnehmer. Die Prozentsätze weichen stark von der gesamtdeutschen Bevölkerung ab, die im Jahr 2014 von 51,1 % weiblichen und 48,9 % männlichen Bürgern bestimmt wird.[295] Hierin kann sich bereits die Vermutung andeuten, dass Frauen stärker gewillt sind, Zeit in ihre Gesundheit zu investieren und größeres Interesse zeigen, indem sie häufiger mit der Gesellschaft darüber kommunizieren als Männer.

---

[294] Für eine übersichtlichere Darstellung werden die Ergebnisse der soziodemografischen Angaben der Probanden in passenden Diagrammen in Anhang 4 noch einmal aufgezeigt.
[295] Vgl. *STATISTISCHES BUNDESAMT* (2014), S. 26.

Ebenfalls machten alle Probanden Angaben zu ihrem Alter. Hierbei sind 17 Personen unter 21 Jahre, 171 Personen zwischen 21 und 30 Jahre, 42 Personen zwischen 31 und 40 Jahre, 25 Personen zwischen 41 und 50 Jahre, 25 Personen zwischen 51 und 65 Jahre sowie 18 Personen über 65 Jahre (Anhang 4.1). Die Ergebnisse zeigen einen deutlichen Überhang der Altersgruppe zwischen 21 und 30 Jahren. Aufgrund der Tatsache, dass das Durchschnittsalter der deutschen Bevölkerung im Jahr 2013 bei 45,3 Jahren liegt, entspricht die vorliegende Studie somit nicht der Grundgesamtheit.[296]

Der Lebensstatus wurde von allen Probanden beantwortet, wobei sich ein deutlicher Trend zu der Antwortmöglichkeit „Ledig in einer Beziehung lebend" herausstellt (142 Angaben), was vermutlich in engen Zusammenhang damit steht, dass die meisten Teilnehmer der Befragung zwischen 21 – 30 Jahren alt sind. Weiterhin geben 82 Probanden an, ledig alleine zu leben, 82 sind verheiratet, 10 geschieden sowie 5 Probanden verwitwet (Anhang 4.2).

Das niedrige Alter der Teilnehmer zeigt sich abermals in den aktuellen Tätigkeitsangaben der Stichprobe, und liefert eine sehr ungleiche Verteilung. 99 Befragte geben an, noch in der Schule, im Studium oder in der Ausbildung tätig zu sein. Weitere 105 Teilnehmer arbeiten zurzeit als Angestellter oder Arbeitnehmer in der freien Wirtschaft sowie 41 Probanden als Angestellte im öffentlichen Dienst. Darüber hinaus sind unter den Befragten 16 Beamte, 18 Selbstständige, sechs geringfügig Beschäftigte und fünf Arbeitssuchende. Die restlichen 31 Personen gehen aktuell keiner Erwerbstätigkeit nach (Anhang 4.3). Hiervon weisen allerdings 15 Personen ein Alter über 65 Jahre aus, welches nach § 235 SGB IV[297] als Rentenalter erfasst wird, und diese somit als Rentner „tätig" sind. Zudem sind weitere sechs der Befragten ohne Erwerbstätigkeit zwischen 51 und 65 Jahren alt, was auf Frührentner hindeuten kann. Im Ergebnis verfolgen lediglich zehn Personen der Untersuchungsteilnehmer aktuell keine Erwerbstätigkeit.

Des Weiteren wurde in der Erhebung das monatliche Haushaltsnettoeinkommen der Stichprobe ermittelt. Dies wird für den gesamten Haushalt und nicht für den einzelnen Probanden erfasst, um keine Diskriminierung von Nicht-Erwerbstätigen vorzunehmen. Die Abfrage des Einkommens erfolgt in den Kategorien „unter 1000 Euro", welche 96 Teilnehmer angeben, „1001 bis 2000 Euro" mit 60 Teilnehmern, „2001 bis 3000 Euro" mit 54 Teilnehmern, „3001 bis 4000 Euro" mit 37

---

[296] Vgl. *EUROSTAT* (2014).
[297] Vgl. § 235 SGB IV, vom 20.04.2007.

Teilnehmern, „4001 bis 5000 Euro" mit 40 Teilnehmern sowie „über 5000 Euro" mit 19 Teilnehmern (Anhang 4.4). Hierbei zeigt sich als größte Gruppe die unter 1000 Euro-Verdiener, was abermals auf das geringe Alter der Probanden zurückzuführen ist, welche wahrscheinlich noch in ihrer Ausbildung tätig sind.

Darüber hinaus wurde der höchste Schulabschluss der Probanden ermittelt, wobei alle 321 Teilnehmer eine Aussage machten. Die Verteilung ist sehr ungleich in Form einer deutlichen Dominanz der Allgemeinen Hochschulreife, welche 194 Probanden angeben. 12 Probanden haben eine Fachgebundene Hochschulreife sowie 16 bzw. 34 Probanden eine Allgemeine bzw. eine Fachgebundene Fachhochschulreife. Weitere 55 geben die Mittlere Reife zu besitzen an und 10 Probanden können einen Hauptschulabschluss vorweisen (Anhang 4.5). Der große Anteil an Abiturienten könnte abermals damit zusammenhängen, dass der Großteil der Probanden Studenten sind.

Einhergehend mit der Frage nach dem höchsten Schulabschluss ist die Frage nach der bisher am höchsten erreichten Berufsqualifikation. Diese haben ebenfalls alle 321 Teilnehmer der Befragung beantwortet. Den größten Anteil nehmen dabei die Probanden mit einer Berufsausbildung ein (85 Personen). Die nächsthöhere Qualifikationsstufe erreichen Probanden mit einem Bachelorabschluss (72 Personen), einem Masterabschluss (42 Personen) und einem Diplomabschluss (44 Personen). Daneben besitzen zehn Probanden einen Promotionstitel, fünf Probanden einen Meistertitel und drei Probanden einen Magister. Zudem haben 25 Personen eine andere Qualifikation als die bisher erwähnten und 35 Probanden geben an, gar keinen Abschluss zu besitzen (Anhang 4.6). Die hohe Präsenz an Ausbildungs- und Bachelorabschlüssen lässt sich vermutlich auf das geringe Alter sowie die aktuelle Tätigkeit, als Schüler/Student/Auszubildender, der meisten Teilnehmer zurückführen.

Zusätzlich wurde die Staatsbürgerschaft der teilnehmenden Probanden ermittelt, um eventuell kulturelle Faktoren für die Auswertung der Einflussfaktoren der Patientenintegration zu berücksichtigen. Ausgeschlossen werden hierbei vier Probanden, die keine Angaben machten, sowie ein Teilnehmer, der angibt, staatenlos zu sein. Von den restlichen 316 Teilnehmern sind 292 Probanden deutsche Staatsbürger. Darüber hinaus gaben 15 Probanden an aus einem der stärker entwickelten Weststaaten zu kommen, wohingegen neun Probanden aus den schwächer entwickelten Oststaaten kommen (Anhang 4.7). Aufgrund der dominanten Mehrheit der deutschen Staatsbürger (92,4 %) ergibt eine weitere Unterteilung keinen Sinn.

Im Folgenden werden die Fragen, die sich auf den Kontext der vorliegenden Arbeit beziehen, ausgewertet:

Die Frage nach der Art der vorliegenden Krankenversicherung beantworteten alle 321 Probanden, wobei 275 Probanden angegeben haben, gesetzlich versichert zu sein, was einem Anteil von 85,7 % entspricht und damit den Großteil der Untersuchungsgruppe ausmacht. Lediglich 46 Probanden und damit 14,3 % besitzen eine private Krankenversicherung. Auch in diesem Fall ist der Anteil an „Privaten" zu gering, um verwertbare Aussagen im Vergleich zu den „Gesetzlichen" zu treffen, sodass auch diese Ausprägung in der weiteren Auswertung nicht weiter berücksichtigt wird.

63 Probanden gaben an, eine Tätigkeit im Gesundheitswesen auszuüben. Darunter sind vier Ärzte, acht medizinische Fachangestellte, acht Krankenpfleger, ein Pharmazeutischer-Assistent sowie neun Verwaltungsangestellte. Die übrigen 33 Probanden haben sich in den bisherigen Antwortmöglichkeiten nicht wiedergefunden und Sonstiges angekreuzt, wobei häufig als Antworten die Tätigkeit eines Pharmareferenten oder eines Physiotherapeuten erfasst wurden. Die verbliebenen 258 Probanden gehen demnach keiner Tätigkeit im Gesundheitswesen nach (Anhang 4.8).

Insgesamt wird gezeigt, dass die Untersuchung hauptsächlich auf den Ergebnissen einer relativ jungen, überwiegend aus weiblichen und deutschen Probanden bestehenden Teilnehmergruppe beruht, die einen hohen Bildungsgrad nachweisen. Dies ist darauf zurückzuführen, dass die internetgestützte Befragung für ältere und/oder sozial schwächer gestellte potenzielle Teilnehmer Schwierigkeiten, wie z. B. der fehlende Internetzugang, beinhaltet. Demzufolge ist die Erreichbarkeit bei jüngeren und/oder sozial höher gestellten Personen infolge der Beteiligung an sozialen Netzwerken durchaus höher. Abschließend bleibt zu erwähnen, dass die vorliegende Stichprobe aufgrund einer zu geringen Probandenanzahl und einer fehlenden Übereinstimmung mit der Grundgesamtheit der deutschen Bevölkerung infolge starker Verzerrungen nicht als repräsentativ befunden werden kann.

Mit den durch den Fragebogen erhobenen Daten soll im nächsten Abschnitt das hypothetisierte Untersuchungsmodell aus Kapitel 3 auf seine Güte hin überprüft werden. Hierzu werden zunächst die einzelnen Messmodelle der Konstrukte als Teilstrukturen und im Anschluss das Gesamtmodell als Untersuchungsgegenstand überprüft.

4.4.2 Auswahl der Messmodelle und deren Überprüfung[298]

4.4.2.1 Gütekriterien der ersten Generation

Der erste Teil der Überprüfung des Untersuchungsmodells stellen die Gütekriterien der ersten Generation dar. Hierbei spielen insbesondere die Reliabilität und die Validität eine entscheidende Rolle, da diese als Qualitätssicherung für die Überprüfung der Konstrukte[299] mittels beobachtbarer Variablen dienen.[300]

Die **Reliabilität** wird häufig auch als Zuverlässigkeit bezeichnet, da sie das Maß der formalen Genauigkeit bzw. die Verlässlichkeit einer wissenschaftlichen Messung angibt. Dieser Anteil entspricht somit der internen Konsistenz eines Konstruktes, das beschreibt, inwieweit die durchgeführte Messung frei von zufälligen Messfehlern ist. Die zur Messung der Reliabilität verwendeten Koeffizienten geben die erklärte Varianz des Konstruktes wieder. Das heißt, die Messung eines Konstruktes mittels seiner Items ist reliabel, wenn die Varianz der Indikatoren größtenteils auf den einen Faktor zurückgeführt werden können.[301] Der hierzu in der Managementforschung am häufigsten verwendete Koeffizient ist das Cronbachsche Alpha, welcher auch für die vorliegende Arbeit verwendet wird. Dieses halbiert die einem Faktor zugeteilten Indikatoren in jeglicher Form in zwei Hälften und stellt deren Summen in Korrelation. Hieraus ergibt sich ein Mittelwert, der das Cronbachsche Alpha abbildet.[302] Die hierzu verwendete Formel lautet:

$$\alpha = \frac{k}{k-1}\left(1 - \frac{\sum_{i=1}^{k} \sigma_i^2}{\sigma_t^2}\right),$$

wobei k der Anzahl der Indikatoren eines Faktors entspricht, σ_i^2 die Varianz eines Items i abbildet und σ_t^2 für die gesamte Varianz des Messmodelles steht.[303] Hieraus ergeben sich Werte, die zwischen Null und Eins liegen, mit der Schlussfolgerung,

---

[298] Die Ausführungen in diesem Abschnitt orientieren sich in der Vorgehensweise an *BÜTTGEN* (2007).

[299] Im weiteren Verlauf der Überprüfung des Untersuchungsmodells werden die Konstrukte als Faktor bezeichnet und die Items stellen die Indikatoren dar.

[300] Vgl. *HOMBURG/GIERING* (1996), S. 6.

[301] Vgl. *SCHNELL/HILL/ESSER* (2013), S. 123, *PETER/CHURCHILL* (1986), S. 4 und *PETER* (1979), S. 7.

[302] Vgl. *PETERSON* (1994), S. 382, *NOVICK/LEWIS* (1967), S. 10 und *HOMBURG/GIERING* (1996), S. 8.

[303] Vgl. *PETER* (1979), S. 8.

dass ein hoher Wert auf eine hohe Reliabilität schließen lässt. Daher wird ab einem Alpha-Wert von 0,7 von einem akzeptablen Wert der Reliabilität gesprochen.[304]

Die **Validität** wird häufig als Gültigkeit bezeichnet, da sie das argumentative Gewicht einer wissenschaftlichen Messung darstellt. Sie beschreibt die konzeptionelle Richtigkeit der Messung, das heißt, inwieweit das Messmodell eines Faktors das misst, was es messen soll.[305] Die Validität wird hierbei in die drei Ausprägungen der Inhaltsvalidität, der Konvergenzvalidität und der Diskriminanzvalidität unterteilt, wobei lediglich die Konvergenz- und die Diskriminanzvalidität für eine aussagekräftige Messung dienen und daher näher ausgeführt werden:

1) Die **Konvergenzvalidität** bestimmt das Ausmaß, in welchem mehrmalige Messungen eines Sachverhaltes mit unterschiedlichen Instrumenten zu dem gleichen Ergebnis kommen. Infolgedessen zeigt eine hohe Konvergenzvalidität an, dass alle Indikatoren eines Faktors in einer starken Verbindung zueinander stehen, da sie inhaltlich dasselbe messen.

2) Die **Diskriminanzvalidität** bezeichnet das Ausmaß, inwieweit sich die einzelnen Indikatoren der unterschiedlichen Faktoren voneinander unterscheiden. Das heißt, um Kovarianzen zwischen den Konstrukten zu vermeiden, ist es wichtig, dass sich diese gut voneinander trennen lassen, damit die Varianz zwischen dem Faktor und den diesem zugeordneten Indikatoren größer ist als zu anderen Indikatoren aus dem Untersuchungsmodell.[306]

Zur Ermittlung der Validität in der Überprüfung der Gütekriterien erster Generation wird die Faktorladung der Indikatoren in Form einer explorativen Faktorenanalyse verwendet. Dabei gilt zu berücksichtigen, dass die ermittelte Faktorladung mindestens den Wert 0,5 einnehmen muss, um zu beweisen, dass der jeweilige Indikator genau seinem zugehörigen Faktor zugeordnet ist. In diesem Fall liegt eine sinnvolle Diskriminanz- und Konvergenzvalidität des Messmodells vor.[307] Somit dient die explorative Faktorenanalyse dazu, Indikatoren mit einer zu geringen Faktorladung zu identifizieren und bei Bedarf das Messmodell auf eine bessere

---

[304] Vgl. *HOMBURG/GIERING* (1996), S. 8 und *NUNNALLY* (1978), S. 245.

[305] Vgl. *HOMBURG/GIERING* (1996), S. 7, *CHURCHILL* (1979), S. 65 und *HEELER/RAY* (1972), S. 361.

[306] Vgl. *HOMBURG/GIERING* (1996), S. 7f., *BAGOZZI/PHILLIPS* (1982), S. 468f. und *PETER/ CHURCHILL* (1986), S. 4.

[307] Vgl. *BACKHAUS/ERICHSON/WEIBER* (2011), S. 299 und *HOMBURG/GIERING* (1996), S. 8.

Validität hin anzupassen. Der Vorteil hierbei ist, dass keine Hypothesen über vermutete Ursachen-Wirkungszusammenhänge für die Messung nötig sind, sondern diese vielmehr auf den theoretischen Überlegungen der Zuordnung der Indikatoren zu den jeweiligen Faktoren beruhen.[308] Die verwendeten Konstrukte in der vorliegenden Arbeit sind eindimensional geprägt, wodurch für jedes Konstrukt eine eigene explorative Faktorenanalyse durchgeführt werden kann. Nach dem Kaiser-Kriterium soll für jedes Konstrukt demnach auch eine einfaktorielle Lösung entstehen, die eine erklärte Varianz $\geq 50\ \%$ aufweist. Das heißt, jeder Indikator lädt ausreichend hoch auf den zugehörigen Faktor, welcher mindestens 50 Prozent der Varianz der zugehörigen Indikatoren erklärt.[309]

Zur Auswertung der Gütekriterien der ersten Generation wird das Statistiksoftwareprogramm SPSS 21 (Statistical Package fort he Social Sciences) für sämtliche Messungen zur Hilfe genommen. Infolge der großen Anzahl an Faktoren und Indikatoren der vorliegenden Studie sind die erlangten Zwischenergebnisse der einzelnen Überprüfungen sowie die daraus resultierenden Anpassungen Anhang 5 bis 7 zu entnehmen, um eine sorgfältige Dokumentation zu wahren. Wichtige Endergebnisse werden direkt im Text angeführt. Im ersten Schritt ist zu prüfen, ob sämtliche Faktoren des Untersuchungsmodells für die explorative Faktorenanalyse geeignet sind. Hierzu wird auf den „Measure of Sample Adequacy" (MSA)- und auf den Bartlett-Test zurückgegriffen. Ausschlaggebend für einen erfolgreichen Faktor ist zum einen ein Signifikanzniveau von Null, das heißt die Nullhypothese, dass die Indikatoren in ihrer Grundgesamtheit unkorreliert sind, muss abgelehnt werden. Zum anderen muss sich ein MSA-Wert ab 0,5 ergeben. Ist der Wert kleiner 0,5, sollte der Faktor nicht weiter in der Analyse berücksichtigt werden.[310] Die Ergebnisse des MSA-Wertes sowie des Bartlett-Tests sind in Anhang 5 aufgeführt. Hieraus ist zu entnehmen, dass alle Faktoren sowohl in den MSA-Werten als auch nach dem Bartlett-Test die geforderten Werte erreichen, infolgedessen alle Faktoren für die explorative Faktorenanalyse berücksichtigt werden können.

Infolge der Ergebnisse der explorativen Faktorenanalyse zur Validitätsprüfung und der Werte des Cronbachschen Alphas zur Reliabilitätsprüfung wurden die Messmodelle der vorliegenden Untersuchung angepasst (Anhang 6). Hierbei wurden die beiden Faktoren der externen Kontrollüberzeugung aus dem Untersu-

---

[308] Vgl. *SCHNELL/HILL/ESSER* (2013), S. 152, *MALHOTRA/BIRKS* (2007), S. 664 und BACK-HAUS et al. (2008), S. 324.

[309] Vgl. *BACKHAUS* et al. (2008), S. 353, *BÜTTGEN* (2007), S. 229 und *SIEMS* (2003), S. 134.

[310] Vgl. *RINKENBURGER* (2011), S. 464.

chungsmodell entfernt, da die als wichtiger angesehene interne Kontrollüberzeugung aussagekräftige Werte erlangte. Zudem wurden aufgrund zu niedriger Faktorladungen und infolge zu niedriger Cronbachschen Alpha Werte bei einigen Faktoren Indikatoren entfernt: (1) Bei der internen Kontrollüberzeugung, bei den positiven Emotionen und bei dem Stressempfinden wurde jeweils der erste Indikator entfernt. (2) Bei dem Faktor der negativen Emotionen mussten die Indikatoren zwei, sechs, sieben und acht entfernt werden. (3) Bei dem Faktor des Integrationsverhaltens wurde der zweite Indikator entfernt. Somit konnten Schwachstellen identifiziert und angepasst werden. Die sich daraus ergebenden Messmodelle weisen somit eine hohe Reliabilität und Validität im Sinne der Gütekriterien erster Generation auf. Die sich nach der ersten Überprüfung ergebende Faktorenstruktur wird in Anhang 7 dargestellt und dient im weiteren Verlauf der Untersuchung als Grundlage.

Die Verfahren zur Prüfung der Gütekriterien der ersten Generation weisen einige Nachteile auf. Hierzu gehört einerseits, dass sich die Einflüsse von Messfehlern nicht den einzelnen Indikatoren zuordnen lassen. Andererseits sind die Kriterien zur Beurteilung der Validität rein auf theoretischen Prinzipien begründet, was eine weitere Überprüfung auf inferenzstatistischer Basis notwendig macht. Daher wird in der Management-Literatur empfohlen, die resultierenden Messmodelle anhand von strengeren Gütekriterien zweiter Generation zusätzlich zu kontrollieren.[311]

4.4.2.2 Gütekriterien der zweiten Generation

Der Unterschied der Gütekriterien zweiter Generation zu den Gütekriterien der ersten Generation liegt in deren Strenge und Genauigkeit. Sie dienen neben der Überprüfung der einzelnen Indikatoren- und Faktorenstrukturen dazu, das Gesamtmodell auf seine Zusammenhänge hin zu kontrollieren, um daraufhin eine Bestätigung für die Eignung des Modells zu erlangen; d. h., inwieweit die Ergebnisse der erhobenen Daten den zuvor entwickelten Forschungshypothesen entsprechen. Die hierzu verwendeten Gütekriterien werden im Folgenden kurz vorgestellt:

Wie in den Verfahren der Gütekriterien der ersten Generation, werden auch in den Verfahren der Gütekriterien zweiter Generation Reliabilitäts- und Validitätstests durchgeführt, um die einzelnen Teilstrukturen des Untersuchungsmodells zu beurteilen. Hierzu wird die Konvergenzvalidität der Messmodelle mithilfe der **durchschnittlich erfassten Varianz** (DEV) überprüft, wobei Werte von $\geq 0,5$ als akzeptabel angesehen werden. Dies bedeutet, dass die Varianz eines Faktors stärker

---

[311] Vgl. *HOMBURG/GIERING* (1996), S. 8f. und *GERBING/ANDERSON* (1988), S. 189f.

durch diesen selbst als durch einen Messfehler erklärt wird. Die Diskriminanzvalidität wird in diesem Fall nach dem **Fornell-Larcker-Kriterium** bestimmt, das besagt, dass die Quadratwurzel der DEV eines Faktors größer sein muss als jede seiner Korrelationen zu den anderen Faktoren des gesamten Untersuchungsmodells.[312] Zur Reliabilitätsmessung wird zum einen die **Indikatorreliabilität** (IR) verwendet, welche den Anteil der Gesamtvarianz eines Faktors beschreibt, die durch den jeweiligen Indikator erklärt wird. Die sich ergebenden Werte liegen in dem Bereich zwischen Null und Eins, wobei ab einem Ergebnis von Werten ab 0,4 die Indikatorreliabilität des Indikators als ausreichend angesehen wird. Zum anderen gibt die **Faktorreliabilität** (FR) die Güte eines Faktors an, das heißt, inwieweit der Faktor durch die ihm zugeteilten Indikatoren auch gemessen wird. Daher wird in diesem Fall ein möglichst hoher Wert zwischen Null und Eins angestrebt, wobei ein Wert ab 0,6 als akzeptabel angenommen wird.[313]

Zu den weiteren Gütekriterien der zweiten Generation gehören darüber hinaus die Globalgütemaßkriterien, wobei im Folgenden vier der wichtigsten kurz vorgestellt werden, welche zur Überprüfung des vorliegenden Untersuchungsmodells angewendet werden:

Der **Chi-Quadrat-Test** nach *Pearson* (1900) dient dazu, insbesondere bei großen Stichproben Häufigkeitsverteilungen mittels des Chi-Quadrat-Wertes (χ^2) zu überprüfen. Hierbei werden die hypothetisierten Erwartungen (erwartete Häufigkeiten) und die tatsächlich erfragten Ergebnisse (beobachtete Häufigkeiten) miteinander verglichen, um festzustellen, ob die Zusammenhänge des gesamten Untersuchungsmodells als gerechtfertigt interpretiert werden können.[314] Da die Genauigkeit des Chi-Quadrat-Wertes stark von der Stichprobengröße abhängt, wird der „einfache" Chi-Quadrat-Test um die vorhandenen Freiheitsgrade (df) der jeweiligen Messung erweitert.[315] Daraufhin wird für ein exakteres Messergebnis der Chi-Quadrat-Wert durch die Anzahl der Freiheitsgrade der angesetzten Messung dividiert (χ^2/df), wobei das Ergebnis einen Wert kleiner als drei aufweisen muss, damit ein akzeptabler Modell-Fit gegeben ist.[316]

---

[312] Vgl. *HOMBURG/GIERING* (1996), S. 11 und *FORNELL/LARCKER* (1981), S. 46.

[313] Vgl. *HOMBURG/GIERING* (1996), S. 10ff.

[314] Vgl. *HU/BENTLER* (1995), S. 76ff. und *PEARSON* (1900), S. 157ff.

[315] Vgl. *SCHERMELLEH-ENGEL/MOOSBRUGGER/MÜLLER (2003), S. 32ff. und BAGOZZI/BAUMGARTNER* (1994), S. 398f.

[316] Vgl. *HOMBURG/GIERING* (1996), S. 13.

Der **Comparative-Fit Index** (CFI) dient ebenfalls dazu, Modelle zu vergleichen, indem er die Passgenauigkeit des hypothetisierten Modells mit dem Nullmodell vergleicht, um dahingehend Abweichungen zu bestimmen und notwendige Anpassungen vorzunehmen. Infolge der Tatsache, dass hierbei aufkommende Verzerrungen aufgrund einer komplexen Stichprobe innerhalb einer Messung berücksichtigt werden, dient er als sehr aussagekräftiges Gütekriterium, wobei alle Werte ≥ 0,9 als gut angesehen werden, bei Werten über 0,95 sogar von einer sehr guten Modellanpassung gesprochen werden kann.[317]

Der **Adjusted Goodness of Fit Index** (AGFI) dient insbesondere bei großen Stichproben dazu, die Unterscheidung zwischen der empirisch erhobenen und der hypothetisch modellbasierten Kovarianz zu ermitteln. Auch hierbei werden die Freiheitsgrade des Messmodells in der Berechnung berücksichtigt. Allerdings fordert der AGFI für aussagekräftige Werte möglichst wenig komplexe Modelle[318], denn eine zu hohe Anzahl an Freiheitsgraden wird bei der Berechnung mittels sogenannter „Strafterme" bestraft. Für das Gütemaß der AGFI werden Werte größer gleich 0,9 vorausgesetzt.[319]

Die **Root-Mean-Square Error of Approximation** (RMSEA) misst als Anpassungsgüte die Abdeckung und Erklärung des erstellten Untersuchungsmodells mittels der erhobenen empirischen Daten.[320] Über einen akzeptablen Wert für die RMSEA ist sich die Literatur sehr uneinig. Für viele Autoren gilt der Wert 0,06 als Obergrenze. Für andere wiederum gelten alle Werte kleiner als 0,07 als akzeptabel, wohingegen manche Autoren diese Grenzen als zu eng gefasst sehen und sogar Werte von 0,08 noch als angemessen ansehen. Für die vorliegende Arbeit wird als Bewertungsmaßstab das Mittelmaß von 0,07 als akzeptabler RMSEA-Wert festgesetzt.[321]

---

[317] Vgl. *HU/BENTLER* (1999), S. 3 und *BYRNE* (2010), S. 83.

[318] Die vorliegende Arbeit soll einen möglichst umfassenden Überblick der Einflussfaktoren der Patientenintegration darstellen, und besitzt daher viele Freiheitsgrade. Der AGFI wird aufgrund der Berücksichtigung von Messfehlern als Gütekriterium aufgeführt, allerdings wird eine größere Beachtung der Aussagekraft des RMSEA und des CFI zugeteilt, da diese aussagekräftigere Ergebnisse für komplexe Untersuchungen liefern.

[319] Vgl. *SCHERMELLEH-ENGEL/MOOSBRUGGER/MÜLLER (2003),* S. 42 und *HOMBURG/ GIERING* (1996), S. 10.

[320] Vgl. *MCQUITTY* (2004), S. 176.

[321] Vgl. *HU/BENTLER* (1999), S. 27, *BAGOZZI/YI* (2012), S. 29 und *BROWNE/CUDECK* (1993), S. 144.

Die Überprüfung der Gütekriterien der zweiten Generation bildet gemeinsam die konfirmatorische Faktorenanalyse, welche ebenfalls dazu dient, Schwachstellen des Messmodells zu identifizieren, allerdings unter der Berücksichtigung der strengeren Auslegung der zu Grunde gelegten Prüfkriterien. Hierzu wird das Statistikprogramm AMOS (Analysis of Moment Structure) zur Hilfe genommen, welches an das Softwareprogramm SPSS angegliedert ist und somit eine direkte Datenübertragung ermöglicht. Hierbei wird als Schätzmethode für die Untersuchung auf die Maximum-Likelihood Methode (ML) zurückgegriffen. Wichtig ist hierbei, dass AMOS Faktoren nur als eigenständige Messmodelle untersucht, wenn diese mindestens vier Indikatoren aufweisen. Für weniger als vier Items umfassende Konstrukte berechnet AMOS aufgrund fehlender Freiheitsgrade keine Globalgütemaße, sodass diese als zusammengestellte Messmodelle aus zwei oder mehreren Konstrukten berechnet werden müssen.

Infolge der noch immer großen Anzahl an Faktoren und Indikatoren sind die Zwischenergebnisse der Überprüfungen der Gütekriterien der zweiten Generation sowie daraus resultierende Anpassungen in einer ausführlichen Form in Anhang 8 bis 12 einzusehen. Infolgedessen sind die Ergebnisse der konfirmatorischen Faktorenanalyse sowie die darauf aufbauenden Anpassungen des Messmodells in Anhang 8 aufgeführt. Die Ergebnisse zeigen, dass das Konstrukt der Kommunikationsbereitschaft aufgrund der aussagekräftigen Werte der übergeordneten Kooperationsbereitschaft vollständig entfernt wurde. Zudem wurden weitere Indikatoren aufgrund eines Nichterreichens der geforderten Werte der Gütekriterien zweiter Generation entfernt. Hierzu zählen der dritte und vierte Indikator sowohl bei der Komplexität der medizinischen Versorgung als auch bei dem Vertrauen gegenüber dem Arzt. Bei dem Involvement des Patienten mussten die Indikatoren vier bis sechs eliminiert werden. Die Unsicherheit wurde um den ersten und den dritten Indikator reduziert. Der Faktor der negativen Emotionen wurde um dessen dritten sowie der Faktor des medizinischen Wissens des Patienten um den dritten und den vierten Indikator gekürzt. Zudem mussten die Indikatoren eins, vier und fünf des Integrationsverhaltens aus der weiteren Untersuchung eliminiert werden. Darüber hinaus wurden die Faktoren der positiven Emotionen und der Unterstützung des persönlichen Umfelds vollständig aus dem Untersuchungsmodell entfernt. Neben der Eliminierung von Faktoren und Indikatoren wurden im Rahmen der konfirmatorischen Faktorenanalyse Kovarianzen zwischen den Fehlertermen einzelner Indikatoren eines Faktors zugelassen, um die Anforderungen der Gütekriterien zweiter Generation zu erfüllen.

Die gesamten Ergebnisse der konfirmatorischen Faktorenanalyse – sowohl der eigenständigen als auch der zusammengesetzten Messmodelle nach Umsetzung der notwendigen Anpassungen – sind in Anhang 9 einzusehen. Die hierbei aufgezeigten Faktoren und deren Indikatoren entsprechen auch den Anforderungen der strengen Gütekriterien der zweiten Generation und bilden die Faktorenstruktur des Untersuchungsmodells, die den bisher geprüften Gütekriterien standhält. Allerdings ist hierbei die Diskriminanzvalidität im Verfahren der Gütekriterien der zweiten Generation noch nicht berücksichtigt, sodass im folgenden Schritt die angepassten Faktoren einer Korrelationsprüfung zueinander nach dem Fornell-Larcker-Kriterium unterzogen werden. Die hierbei erlangten Ergebnisse (Anhang 10) zeigen, dass die Faktoren Vertrauen gegenüber dem Arzt und Behandlungsqualität sowie Patientenzufriedenheit und Behandlungsqualität sehr hoch miteinander korrelieren. Zurückzuführen ist dies auf die sehr ähnliche formale Ausführung der abgefragten Items sowie auf die Ähnlichkeit der einzelnen Konstrukte. Denn zum einen ist die hohe Patientenzufriedenheit einhergehend mit einer hohen Behandlungsqualität, zum anderen stützt sich eine gute Behandlungsqualität auf ein großes Vertrauen zum Arzt. Infolgedessen ist die Diskriminanzvalidität nicht vollständig gegeben, sodass eine weitere Anpassung notwendig ist. Wie in Abschnitt 3.3.4.2 bereits angedeutet, gilt die Zufriedenheit des Patienten auch als Ausdruck der erhaltenen Behandlungsqualität, was die hohe Korrelation der beiden Konstrukte erklärt. Auch ein Zusammenführen dieser beiden Konstrukte konnte die Interkorrelation zwischen Patientenzufriedenheit und Vertrauen nicht reduzieren, sodass als letzter Schritt der Faktor der Behandlungsqualität vollständig aus dem Untersuchungsmodell entfernt wird. Infolgedessen herrschen zwischen den einzelnen Faktoren keine auffällig hohen Korrelationen mehr, wie in den Ergebnissen der Diskriminanzvaliditätsprüfung nach erfolgter Eliminierung zu erkennen ist (Anhang 11).

Die sich nach den Überprüfungen der Gütekriterien der ersten Generation und den Gütekriterien der zweiten Generation ergebende Faktorenstruktur (Anhang 12) stellt somit das endgültige Untersuchungsmodell der vorliegenden Studie dar, dessen Güte im nächsten Abschnitt anhand der Globalgütemaße überprüft werden soll.

4.4.2.3 Überprüfung und Schätzung des Gesamtmodells

Infolge der Anpassungen wurde das in Kapitel 3 aufgestellte Untersuchungsmodell sowohl um drei Faktoren als auch um weitere 29 Indikatoren reduziert. Zudem wurden notwendige Kovarianzen zwischen den Fehlertermen einzelner Konstrukte sowie zwischen den Konstrukten untereinander zugelassen, woraus sich das für den weiteren Verlauf relevante Untersuchungsmodell ergibt. Dieses gilt es im nächsten Schritt auf die Richtigkeit seiner Struktur und seiner Genauigkeit der Parameterschätzung hin zu überprüfen. Hierzu wird ebenfalls das Statistikprogramm AMOS zur Hilfe genommen, wobei als Schätzverfahren wiederum die ML-Methode verwendet wird. Als Prüfkriterien werden die Globalgütemaße des Chi-Quadrats, des CFI, des AGFI sowie der RMSEA verwendet. Die Ergebnisse der Gesamtmodellprüfung anhand der Globalgütemaße werden in Tabelle 1 dargestellt. Hierbei zeigt sich, dass der AGFI keinen akzeptablen Wert aufweist. Allerdings wird in der Literatur empfohlen, zur Beurteilung der Gesamtmodellprüfung von Strukturgleichungsmodellen insbesondere den RMSEA zu berücksichtigen, da dieser als aussagekräftigster Wert angesehen wird.[322] In der vorliegenden Überprüfung liegt der RMSEA mit 0,048 in dem strengsten geforderten Bereich von $\leq$ 0,05, was für eine gute Modellanpassung spricht, sodass das gesamte Untersuchungsmodell den strengen Gütekriterien der zweiten Generation standhält.

Schätzmethode	χ^2	df	χ^2/df (≤ 3)	CFI ($\geq 0,9$)	AGFI ($\geq 0,9$)	RMSEA ($\leq 0,05$)
Maximum Likelihood	1094,89	634	1,727	0,953	0,824	0,048

Tabelle 1:   Gütemaße des gesamten Untersuchungsmodells
Quelle: Eigene Darstellung

Innerhalb der Überprüfung von Messmodellen kann der sogenannte Common-Method Bias auftreten, der den Anteil der Varianz darstellt, der lediglich durch die Messmethode und nicht durch die Konstrukte an sich erklärt wird. Dies ist insbesondere der Fall, wenn die Daten nur durch ein Erhebungsinstrument und bei einer einseitigen Datenerhebung erhoben werden. Daher wird die Überprüfung der Common Method Variance empfohlen, um einen vorherrschenden Common-Method Bias auszuschließen. Hierzu wird insbesondere der Common Latent Factor-Test empfohlen, der innerhalb einer konfirmatorischen Faktorenanalyse über alle Konstrukte diejenige Varianz bestimmt, die bei allen Konstrukten durch einen gemeinsamen Faktor erklärt wird. Diese sollte möglichst gering sein.[323] Da die vorliegende Untersuchung nur mit einem Fragebogen und nur auf Patientenseite durchgeführt wurde, besteht potenziell die Gefahr eines Common-Method Bias. Allerdings ergab die Durchführung des Common Latent Factor-Tests, dass in der durchgeführten Studie der durch den Common Latent Factor erklärte Anteil der

---

[322] Vgl. *MACCALLUM/HONG* (1997), S. 208f.
[323] Vgl. *PODSAKOFF* et al. (2003), S. 879ff.

Varianz = 0,00 ist, sodass die erhobenen Daten nicht durch einen Common Method Bias beeinflusst werden.

Anhand der erlangten Ergebnisse wird im Folgenden das gesamte Untersuchungsmodell mit Hilfe von AMOS geschätzt. Hieraus entstehen die standardisierten Pfadkoeffizienten, die den tatsächlichen direkten Wirkungsbeziehungen der einzelnen Konstrukte entsprechen, sowie die z-Werte, die die Signifikanz des Moderatoreffekts widerspiegeln, das heißt den Unterschied der Pfadkoeffizienten der Wirkungsbeziehung zwischen den betrachteten Gruppen, die das Ausmaß der moderierenden Effekte angeben. Das daraus resultierende Ergebnis der Gesamtmodellschätzung ergibt das Strukturgleichungsmodell der vorliegenden Arbeit und ist in Abbildung 4 dargestellt. Auf dessen Grundlage sollen in den nächsten Abschnitten die in Kapitel 3 aufgestellten Forschungshypothesen auf ihre Richtigkeit überprüft werden.

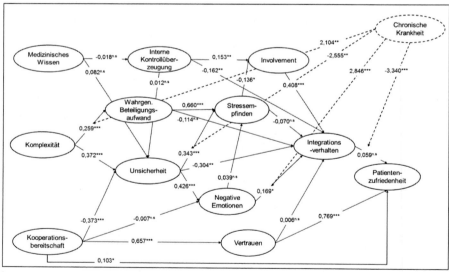

Abbildung 4:   Strukturgleichungsmodell der vorliegenden Studie
                Quelle: Eigene Darstellung

4.4.3 Überprüfung der Hypothesen und Kontrollvariablen

4.4.3.1 Direkte Effekte

Mithilfe der erlangten Pfadkoeffizienten des sich in Abschnitt 4.4.2.3 ergebenden Strukturgleichungsmodells werden im folgenden Abschnitt die für diese Arbeit aufgestellten Forschungshypothesen der direkten Wirkungsbeziehungen zwischen zwei Konstrukten in kausalanalytischer Weise auf eine Bestätigung oder eine Widerlegung hin überprüft. Hierzu wird das zuvor hypothetisierte Untersuchungsmodell mit dem sich ergebenden Strukturgleichungsmodell kombiniert und abgeglichen. Eine Hypothese wird bestätigt, wenn der berechnete Pfadkoeffizient dem erwarteten Zusammenhang auf einem mindestens 5 %-Signifikanzniveau entspricht. Ist ein Pfadkoeffizient in entgegengesetzter Richtung, als hypothetisiert wurde, ausgelegt oder kann keine Signifikanz für die Wirkungsbeziehung zweier Konstrukte aufgezeigt werden, führt dies zu einer Ablehnung der Forschungshypothese und erlangt daher keine Bestätigung. Infolge der Anpassungen nach der Überprüfung der Gütekriterien der ersten und der Gütekriterien der zweiten Generation wurde im Bereich der direkten Effekte die Anzahl der zu prüfenden Forschungshypothesen von 32 auf 24 reduziert. Die Ergebnisse der Hypothesenüberprüfung der direkten Effekte des Untersuchungsmodells auf Basis der ML-Methode sind infolge der großen Anzahl an Hypothesen in Anhang 13 aufgeführt.

Insgesamt konnten somit 13 der 24 direkten Wirkungsbeziehungen, die durch die aufgestellten Forschungshypothesen unterstellt wurden, durch das Strukturgleichungsmodell bestätigt werden. Die Wirkungsrichtung der negativen Emotionen sowie der internen Kontrollüberzeugung auf das Integrationsverhalten ist invers zu der in der Hypothese aufgestellten Richtung und kann daher nicht bestätigt werden. Darüber hinaus ergeben sich für neun Wirkungsbeziehungen keine signifikanten Ergebnisse, infolgedessen diese Hypothesen ebenfalls nicht bestätigt werden können. Die genaue Betrachtung und Auslegung der Ergebnisse soll in Kapitel 5 erfolgen. Zunächst sollen im nächsten Schritt die hypothetisierten moderierenden Effekte des Krankheitsbildes und der Kontrollvariablen überprüft werden.

4.4.3.2 Moderierende Effekte

Um die Wirkung eines moderierenden Effektes zu bestimmen, der die Differenz zwischen den beobachteten Gruppen darstellt, wird dessen Signifikanz ermittelt. Dazu wird der standardisierte z-Wert gebildet, welcher auf Basis der Pfadkoeffizienten sowie der Critical-Ratios Matrix durch ein computergestütztes Programm berechnet werden kann. Darauf basierend werden zunächst die moderierenden Effekte des Krankheitsbildes (H_{28} bis H_{31}) auf ihren Einfluss auf die Wirkungsbeziehungen zwischen den entsprechenden Konstrukten überprüft. Von den 321 Probanden leiden 110 an einer chronischen Krankheit, was einem Aufkommen von knapp 35 % entspricht. Die Ergebnisse der Moderationsprüfung sind in Tabelle 2 dargestellt.

Beziehung	Chronisch krank		Nicht chronisch krank		z-Wert	Beziehung	Bestät.
	Schätzwert	P	Schätzwert	P			
Uns → Stress	0,508	0,000	0,188	0,016	-2,555**	-	nein
Komplex → Aufwand	0,156	0,187	0,477	0,000	2,104**	-	ja
nEmo → IntV	-0,057	0,470	0,441	0,005	2,846***	-	nein
IntV → PatZu	0,492	0,000	-0,019	0,729	-3,340***	+	ja
* = 5 %-Signifikanzniveau; ** = 1 %-Signifikanzniveau; *** = 0,1 %-Signifikanzniveau; n.s. = nicht signifikant							

Tabelle 2:   Ergebnisse der moderierenden Effekte einer chronischen Krankheit im
               Untersuchungsmodell
               Quelle: Eigene Darstellung

Zwei der vier hypothetisierten moderierenden Effekte der chronischen Krankheit konnten bestätigt werden. Für die restlichen zwei Hypothesen ergab sich durch die Überprüfung ein entgegengesetzter Effekt als der zuvor vermutete, sodass diese nicht bestätigt werden können. Eine ausführliche Erläuterung und Interpretation der Ergebnisse der moderierenden Effekte einer chronischen Krankheit soll in Kapitel 5 erfolgen.

Die Kontrollvariablen (Geschlecht, Alter, Lebensstatus, Tätigkeit im Gesundheitswesen, Art der Krankenversicherung und Staatsbürgerschaft) wurden ebenfalls hinsichtlich ihres moderierenden Effekts auf die Wirkungsbeziehungen zwischen den Konstrukten überprüft. Diese wurden nicht hypothetisiert, da diese auf Eigenschaften der Patienten beruhen, die nicht oder nur schwer durch das Gesundheitssystem beeinflussbar sind. Dennoch nehmen sie Einfluss auf das Zustandekommen der Patientenintegration und werden deshalb in der Untersuchung berücksichtigt, damit das Patientenintegrationsverhalten so realitätsnah wie möglich erklärt wird.

Da sie lediglich als Kontrollvariablen dienen, werden in der vorliegenden Studie die Ergebnisse dargestellt, jedoch nicht weiter interpretiert.

Nach Auswertung der Daten zeigt sich, dass sowohl für den Einfluss der Staatsbürgerschaft (Weststaaten = 307, Oststaaten = 9; s. Anhang 4.7) als auch den Einfluss der Art der Krankenversicherung (Gesetzlich = 275, Privat = 46) keine Aussagen getroffen werden können, da die Einteilung in zwei unterschiedliche Gruppen aufgrund der ungleichen Verteilung nicht sinnvoll ist, um aussagekräftige Lösungen zu erlangen.

Für den Faktor des Geschlechts werden die Probanden in die beiden Gruppen „Weiblich" (w) mit 234 Probanden und „Männlich" (m) mit 87 Probanden unterteilt, wobei sich ein moderierender Effekt des Geschlechts auf die Wirkung der Komplexität der medizinischen Versorgung auf die Unsicherheit des Patienten (β_w = 0,515***; β_m = 0,124 [n.s.]; z-Wert = -2,695***)[324], der Auswirkung des Stressempfindens des Patienten auf das Involvement (β_w = -0,079 [n.s.]; β_m = -0,339**; z-Wert = -1,974**) sowie des Effekts der Unsicherheit auf das Stressempfinden (β_w = 0,396***; β_m = 0,192*; z-Wert = -1,772*) ergeben.

Der Faktor des Alters wird über die beiden Gruppen „unter 40-Jährige" (u40) mit 230 Probanden und „über 40-Jährige" (ü40) mit 91 Probanden eingeteilt (Anhang 4.1), wobei sich hierbei insbesondere Einflüsse auf die Wirkung des medizinischen Wissens des Patienten auf die interne Kontrollüberzeugung (β_{u40} = -0,115 [n.s.]; $\beta_{ü40}$ = 0,227*; z-Wert = 2,689***), des Stressempfindens auf das Involvement des Patienten (β_{u40} = -0,032 [n.s.]; $\beta_{ü40}$ = -0,251***; z-Wert = -2,101**), der negativen Emotionen auf das Integrationsverhalten des Patienten (β_{u40} = 0,326**; $\beta_{ü40}$ = -0,147 [n.s.]; z-Wert = -2,75***) sowie des Involvements auf das Integrationsverhalten (β_{u40} = 0,289***; $\beta_{ü40}$ = 0,634***; z-Wert = 2,574**) ergeben.

Der Faktor des Lebensstatus wird hierbei in die Gruppen „Allein lebend" (A) aus ledigen, geschiedenen und verwitweten Personen mit 97 Teilnehmern und „Beziehungsmenschen" (B) aus den ledig in einer Beziehung Lebenden sowie den Verheirateten mit 224 Teilnehmern unterteilt (Anhang 4.2). Die Auswertung zeigt hierbei, dass der Lebensstatus einen Einfluss auf die Wirkungsbeziehung der Kooperationsbereitschaft des Arztes auf die Unsicherheit des Patienten (β_A = -

---

[324] Die Signifikanzbezeichnungen orientieren sich an den Beschreibungen der Tabelle 2.

0,397***; β_B = -0,197***; z-Wert = 1,818*) sowie auf die Beziehung des medizinischen Wissens des Patienten auf dessen Unsicherheit (β_A = 0,258*; β_B = 0,039 [n.s.]; z-Wert = -1,812*) hat.

Der Faktor der Tätigkeit im Gesundheitswesen wird mittels der beiden Gruppen „im Gesundheitswesen tätig" (G) mit 63 Probanden und „nicht im Gesundheitswesen tätig" (nG) mit 258 Probanden untersucht (Anhang 4.8), wobei sich ein entscheidender Einfluss auf die Wirkungsbeziehung von der internen Kontrollüberzeugung auf die Unsicherheit des Patienten (β_G = -0,266*; β_{nG} = 0,076 [n.s.]; z-Wert = 2,637***) sowie von den negativen Emotionen auf das Integrationsverhalten (β_G = 0,588*; β_{nG} = 0,159 [n.s.]; z-Wert= -1,693) ergibt.

Insgesamt konnten nach vollständiger Überprüfung des Untersuchungsmodells mit dem Strukturgleichungsmodell 16 der anfangs aufgestellten 31 Forschungshypothesen empirisch bestätigt werden. Darüber hinaus konnten das Geschlecht, das Alter, der Lebensstatus und die Tätigkeit im Gesundheitswesen als Faktoren bestimmt werden, die einen moderierenden Effekt auf die Wirkungsbeziehungen der Einflussfaktoren der Patientenintegration haben. Eine vollständige Übersicht der Hypothesenprüfung ist in Anhang 14 aufgeführt. Aufbauend auf den erlangten Daten sollen im nächsten Kapitel die Ergebnisse interpretiert und diskutiert werden sowie Implikationen und Handlungsempfehlungen für die Praxis verdeutlicht werden. Zudem werden in einem letzten Schritt die Limitationen der Studie aufgezeigt.

5 Diskussion

5.1 Auslegung und Interpretation der Ergebnisse

Im folgenden Abschnitt wird eine detaillierte Betrachtung und Auslegung der aufgestellten und überprüften Forschungshypothesen gegeben, wobei zunächst auf die direkten Effekte eingegangen wird und im Anschluss die moderierenden Effekte ausgewertet werden.

Die Einflüsse der Kooperationsbereitschaft des Arztes auf das Vertrauen zu dem Arzt (H_1) und auf die Unsicherheit des Patienten (H_2) sind beide hoch signifikant. Die einflussreiche sowie positive Auswirkung der Kooperationsbereitschaft ($\beta = 0,657$) auf das Vertrauen zeigt, dass ein partnerschaftliches Verhalten seitens des Arztes dem Patienten gegenüber bei diesem eine starke Vertrauensbildung hervorruft. Darüber hinaus zeigt die Wirkung der Kooperationsbereitschaft auf die Unsicherheit des Patienten ($\beta = -0,373$), dass infolge einer ausgeglichenen Beziehung zwischen Arzt und Patient dessen Unsicherheitsgefühl in der medizinischen Versorgung abgebaut werden kann. Somit können beide Hypothesen bestätigt werden.

Die Hypothese über den Einfluss der Kooperationsbereitschaft des Arztes auf die Wahrnehmung der negativen Emotionen seitens des Patienten (H_{3a}) kann nicht bestätigt werden, da der Pfadkoeffizient nicht signifikant ist. Der nicht signifikante schwache negative Effekt ($\beta = -0,007$) zeigt, dass durch eine höhere Kooperationsbereitschaft des Arztes die negativen Emotionen des Patienten nicht signifikant reduziert werden können. Ein Grund hierfür könnte darin liegen, dass die negativen Emotionen weniger durch die Behandlung direkt hervorgerufen werden, sondern vielmehr auf der Krankheit an sich basieren und sich erst nach der vollständigen Genesung auflösen, wodurch der Arzt diese während der Behandlung nicht beeinflussen kann. Die Wirkung zwischen der Kooperationsbereitschaft und der Patientenzufriedenheit (H_4) weist zwar eine schwache ($\beta = 0,013$), aber dennoch eine auf 5% -Niveau signifikante Lösung auf. Dies impliziert, dass eine enge Zusammenarbeit zwischen dem Arzt und dem Patienten in einer leicht höheren Zufriedenheit mündet, was die aufgestellte Forschungshypothese bestätigt.

Für den Faktor der Komplexität der medizinischen Versorgung können die hypothetisierten Einflüsse zum einen auf die Unsicherheit des Patienten (H_5), zum anderen auf den wahrgenommenen Aufwand (H$_6$) auf einem 0,1%-Niveau als signifikant bestätigt werden. Die relativ starke positive Wirkung, sowohl auf die Unsicherheit des Patienten ($\beta = 0{,}372$) als auch auf den wahrgenommenen Aufwand ($\beta = 0{,}259$), zeigt, dass die wahrgenommene Komplexität der medizinischen Versorgung einen Hauptgrund für die Unsicherheit des Patienten darstellt und auch stark dafür verantwortlich ist, dass die Patienten die Behandlung als aufwändig wahrnehmen.

Der Einfluss des Vertrauens zum Arzt auf das Patientenintegrationsverhalten (H$_7$) kann aufgrund eines nicht signifikanten Pfadkoeffizienten ($\beta = 0{,}006$) nicht bestätigt werden. Dieser sehr geringe Effekt könnte darauf beruhen, dass viele Patienten der Meinung sind, dass infolge eines großen Vertrauens gegenüber dem Arzt sie sich vollkommen auf dessen Leistung verlassen können und somit einen eigenen Beitrag im Rahmen der medizinischen Versorgung als überflüssig empfinden. Allerdings zeigt sich die Wirkung des Vertrauens auf die Patientenzufriedenheit (H$_8$) sowohl als signifikant als auch sehr stark ($\beta = 0{,}769$). Das bedeutet, dass ein großes Vertrauen des Patienten zum Arzt zu einer größeren Patientenzufriedenheit führt, denn infolge des großen Vertrauens fallen die Erwartungen des Patienten lediglich dahingehend aus, dass als Behandlungsergebnis eine vollständige Genesung erreicht wird. Gelingt dem Arzt dieses Ziel, ist der Patient stets zufrieden. Infolgedessen kann H$_8$ auf 0,1%-Signifikanzniveau bestätigt werden.

Für das Konstrukt der internen Kontrollüberzeugung zeigt sich eine erste Auffälligkeit, indem die hypothetisierte positive Wirkung der internen Kontrollüberzeugung auf das Patientenintegrationsverhalten (H$_9$) nicht bestätigt werden konnte, da die Modellprüfung hierbei eine entgegengesetzte schwach ausgeprägte signifikante Einflussnahme ($\beta = -0{,}162$) ermittelt hat. Das bedeutet, je stärker sich ein Patient für seine Gesundheit verantwortlich sieht, desto weniger integriert er sich. Eine mögliche Erklärung hierfür könnte einerseits sein, dass die nicht berücksichtigten externen Einflüsse eine weitaus größere Rolle spielen, als bisher angenommen wurde. Andererseits könnte eine hohe interne Kontrollüberzeugung auch dazu führen, dass der Patient die Eigendiagnose und damit verbunden eine selbstverordnete Therapie als sinnvoller ansieht und sich deshalb nicht aktiv in die medizinische Versorgung einbringt, da dies aus seiner Sicht von geringer Qualität ist. Der Einfluss der internen Kontrollüberzeugung auf das Involvement eines Patienten (H$_{10}$) ist positiv und auf 1%-Niveau signifikant, sodass die aufgestellte Hypothese bestätigt wird. Dies zeigt, dass die wahrgenommene eigene Kontrolle eines Patienten über die eigene Gesundheit dessen Engagement ihr gegenüber leicht erhöht ($\beta = 0{,}153$). Die Wirkung der internen Kontrollüberzeugung auf die Unsicherheit des Patienten (H_{11}) konnte aufgrund eines nicht signifikanten Ergebnisses allerdings nicht bestätigt werden. Der schwache positive Effekt ($\beta = 0,012$) kann darauf zurückzuführen sein, dass Patienten aufgrund der großen internen Kontrollüberzeugung für sich eine große Verantwortung übernehmen. Im Falle einer Erkrankung können sie mit den veränderten Bedingungen der Situation nicht umgehen, wodurch eine große Unsicherheit entsteht.

Als wichtigster direkter Einflussfaktor auf das Patientenintegrationsverhalten konnte das Involvement des Patienten bestimmt werden. Mit einer starken Wirkung ($\beta = 0,408$) zeigt sich, dass mit zunehmendem Engagement gegenüber der eigenen Gesundheit die integrativen Verhaltensweisen stärker ausgeprägt sind, was aufgrund des hohen Stellenwertes der Gesundheit für den Patienten plausibel erscheint. Daher kann der hypothetisierte positive Einfluss des Involvements des Patienten auf dessen Integrationsverhalten (H_{12}) bestätigt werden.

Die Einflüsse des Konstruktes der Unsicherheit auf das Stressempfinden (H_{13}), das Patientenintegrationsverhalten (H_{14}) und die negativen Emotionen (H_{15a}) sind alle signifikant. Die starken positiven Auswirkungen der Unsicherheit auf das Stressempfinden ($\beta = 0,343$) und die negativen Emotionen ($\beta = 0,426$) implizieren, dass eine große Unsicherheit mit einem hohen Stresslevel und einer hohen Wahrnehmung negativer Emotionen einhergeht. Die ebenso starke, aber negativ ausgerichtete Wirkung der Unsicherheit auf das Patientenintegrationsverhalten ($\beta = -0,304$) zeigt, dass das Gefühl einer großen Unsicherheit das Integrationsverhalten des Patienten vermindert. Zurückzuführen sind die Ergebnisse darauf, dass Unsicherheitsfaktoren von Patienten stets als negativ wahrgenommen werden, welche eher dazu führen, eigene Aktivitäten einzustellen, da nicht bestimmt werden kann, welche Auswirkungen diese auf das Gesundheitsergebnis haben werden. Somit findet auch keine Bewältigung der vorherrschenden Krankheitssituation statt, wodurch das Stressempfinden stetig ansteigt. Die Hypothesen H_{13} und H_{15a} können somit auf einem 0,1%-Signifikanzniveau, die Hypothese H_{14} auf einem 1%-Signifikanzniveau bestätigt werden. Anhand dieser Ergebnisse wird deutlich, dass die Unsicherheit des Patienten ein sehr wichtiges Konstrukt in dem Untersuchungsmodell darstellt, da diese sowohl direkt als auch indirekt einen signifikanten negativen Einfluss auf das Patientenintegrationsverhalten hat und somit als starker negativer Einflussfaktor der Patientenintegration anzusehen ist.

Dem Konstrukt der negativen Emotionen konnte kein Effekt auf das Stressempfinden des Patienten (H_{16a}) nachgewiesen werden, da sich keine signifikante Lösung ergeben hat. Die erreichte Lösung unterstellt allerdings einen sehr schwachen positiven Zusammenhang ($\beta = 0,039$) zwischen den beiden Faktoren, welcher auch so in der Forschungshypothese vermutet wurde. Bezüglich des Patientenintegrationsverhaltens (H_{16b}) zeigt sich eine zweite Auffälligkeit. Die empirische Überprüfung ergibt einen schwachen, aber dennoch positiven und signifikanten Effekt der negativen Emotionen auf das Integrationsverhalten ($\beta = 0,169$), was der hypothetisierten Wirkung entgegengerichtet ist. Das bedeutet, dass die Wahrnehmung negativer Emotionen das integrative Verhalten des Patienten eher verstärkt, als dieses zu verringern. Eine Erklärung hierzu liegt in der Bewältigungsstrategie. Infolge der negativen Emotionen beteiligt sich der Patient zunehmend an seiner Versorgung und erlangt infolgedessen viele Informationen über seine Erkrankung und deren Behandlungsmethoden, wodurch sich der Patient eine erhöhte Transparenz und den Abbau negativer Emotionen erhofft. Somit kann diese Forschungshypothese nicht bestätigt werden.

Über die Einflüsse des medizinischen Wissens des Patienten auf dessen Unsicherheit (H_{20}) sowie auf dessen interne Kontrollüberzeugung (H_{21}) können keine verwertbaren Aussagen getroffen werden, da die Überprüfung zu keinen signifikanten Ergebnissen führt. Daher lassen sich auch die jeweiligen Forschungshypothesen nicht bestätigen. Die erlangten Ergebnisse zeigen jedoch jeweils entgegengesetzte Wirkungsbeziehungen als die hypothetisierten. Für den Fall der Unsicherheit ergibt sich eine schwache positive ($\beta = 0,082$), für die interne Kontrollüberzeugung eine schwache negative Ausrichtung ($\beta = -0,018$). Eine mögliche Erklärung ist, dass Patienten mit zunehmendem medizinischem Wissen sowohl positive als auch negative Aspekte der komplexen Ausgestaltung der medizinischen Versorgung kennenlernen, wodurch sämtliche Unsicherheitsfaktoren aufgedeckt werden. Dadurch wird ihnen bewusst, welche große Aufgabe darin liegt, für die eigene Gesundheit Kontrolle und Verantwortung zu übernehmen.

Für den Faktor des wahrgenommenen Beteiligungsaufwands ergeben sich zwei völlig unterschiedliche Ergebnisse. Zum einen konnte die Wirkungsbeziehung zu dem Patientenintegrationsverhalten (H_{22}) nicht signifikant bestätigt werden. Das Ergebnis zeigt jedoch einen relativ schwachen ($\beta = -0,114$) negativen Einfluss, der mit der aufgestellten Vermutung übereinstimmt. Zum anderen ist die Auswirkung des wahrgenommenen Aufwands auf das Stressempfinden des Patienten (H_{23}) signifikant auf 0,01-%-Niveau, wobei die Wirkungsstärke ($\beta = 0,660$) sehr stark ist. Dies zeigt, dass mit zunehmendem Aufwand innerhalb einer medizinischen Versorgung, das Stressempfinden in einer noch größeren Ausprägung ansteigt, als dies infolge der Unsicherheit des Patienten der Fall ist. Somit wird der wahrgenommene Beteiligungsaufwand als größter Stressfaktor innerhalb der medizinischen

Versorgung identifiziert. Da dieser Effekt in dieser Richtung hypothetisiert wurde, kann die vorliegende Hypothese bestätigt werden.

Die positive Auswirkung des Stressempfindens auf das Patientenintegrationsverhalten (H_{24}) kann nach der Modellüberprüfung nicht bestätigt werden, da kein signifikantes Ergebnis erzielt wurde. Zudem zeigt der erreichte Wert ($\beta = -0{,}070$) eine sehr schwache negative Wirkungsbeziehung auf, wodurch das Stressempfinden einen negativen Einfluss auf das Patientenintegrationsverhalten hat. Dies kann damit begründet werden, dass im Bereich der medizinischen Versorgung Stress nicht als Anreiz gesehen wird, eine Aufgabe erfolgreich zu bewältigen, sondern vielmehr als negativer Aspekt zu einer Dämpfung der Aktivitäten führt. Darüber hinaus befindet sich die Wirkung des Stressempfindens auf das Involvement des Patienten (H_{25}) lediglich auf einem 5 %-Signifikanzniveau und besitzt einen schwachen negativen Einfluss ($\beta = -0{,}136$). Das heißt, dass mit zunehmendem Stress das Engagement gegenüber der eigenen Gesundheit und deren Wichtigkeit abnehmen, da vermutlich nicht genügend Ressourcen bei dem Patienten vorhanden sind, sowohl die Stresssituation zu bewältigen als auch gleichzeitig Ressourcen in das Involvement in die Gesundheit zu investieren. Die in diesem Zusammenhang stehende Forschungshypothese kann somit bestätigt werden.

Für die Auswirkungen der Patientenintegration konnten im Rahmen dieser Arbeit keine Ergebnisse gewonnen werden. Zum einen ist die Auswirkung des Patientenintegrationsverhaltens auf die Patientenzufriedenheit (H_{27}) nicht signifikant. Der schwache, aber dennoch positive Pfadkoeffizient ($\beta = 0{,}059$) zeigt allerdings, dass Patienten mit einer aktiven Rolle in der Regel mit ihrer medizinischen Versorgung zufriedener sind, was in dieser Form auch hypothetisiert wurde. Zum anderen konnten für den Einfluss des Patientenintegrationsverhaltens auf die Behandlungsqualität (H_{26}) keine Ergebnisse erlangt werden, da dieses Konstrukt nach Durchführung des Diskriminanzvaliditätstests aus dem Untersuchungsmodell entfernt wurde. Ebenso sind keine Ergebnisse für das Konstrukt der positiven Emotionen des Patienten möglich, welches infolge der konfirmatorischen Faktorenanalyse aus dem Untersuchungsmodell eliminiert wurde, sodass über dessen Wirkungsbeziehungen zu der Kooperationsbereitschaft des Arztes (H_{3b}), der Unsicherheit des Patienten (H_{15b}), dem Stressempfinden des Patienten (H_{17a}) und dem Patientenintegrationsverhalten (H_{17b}) keine Ergebnisse vorliegen. Zudem wurde die Unterstützung durch das persönliche Umfeld infolge der konfirmatorischen Faktorenanalyse nicht weiter zur Überprüfung zugelassen, sodass die Hypothesen H_{18} (Unterstützung durch das persönliche Umfeld auf die Unsicherheit des Patienten) und H_{19}

(Unterstützung durch das persönliche Umfeld auf den wahrgenommenen Aufwand) ebenfalls ergebnislos bleiben.

Die bisher nicht aufgeführten Hypothesen zu den moderierenden Effekten des Krankheitsbildes sollen im Folgenden genauer analysiert werden.

Die Ergebnisse zeigen, dass H_{28} nicht bestätigt werden kann, welche besagt, dass für chronisch Kranke der positive Effekt der Unsicherheit auf das Stressempfinden weniger positiv ist als für Patienten ohne chronische Krankheit, da, trotz signifikanter Ergebnisse für beide Gruppen, für chronisch-kranke Patienten der besagte Einfluss entgegen der hypothetisierten Annahme stärker positiv ($\beta = 0,508$) ist als für nicht-chronisch Kranke ($\beta = 0,188$). Eine Erklärung hierfür könnte darin liegen, dass chronische Patienten sich bereits an sämtliche Abläufe in ihrer Behandlung gewöhnt haben. Infolge einer neuen unsicheren Situation, bspw. durch eine auftretende Nebenerkrankung, welche den geregelten Behandlungsprozess aus dem Gleichgewicht bringt, entsteht ihnen ein zunehmender Stress, welchen chronischkranke Patienten als viel stärker wahrnehmen, da ihnen ein Stressempfinden während einer medizinischen Behandlung eher fremd ist, wohingegen Patienten mit keiner chronischen Krankheit bereits mit anderen Erwartungen an unsichere Situationen herangehen und dadurch ein geringeres Stresslevel empfinden.

Der moderierende Effekt einer chronischen Krankheit auf den Einfluss der negativen Emotionen auf das Patientenintegrationsverhalten (H_{30}) konnte nicht bestätigt werden. Zurückzuführen ist dies darauf, dass sich für die Beziehung zwischen den negativen Emotionen und dem Patientenintegrationsverhalten bereits die entgegengesetzte Wirkungsrichtung herausgestellt hat, als zuvor angenommen wurde. Infolgedessen zeigt sich, dass die Wirkung der negativen Emotionen auf das Integrationsverhalten für chronisch Kranke negativ ($\beta = -0,057$) und für Patienten ohne eine chronische Krankheit positiv ($0,441$) sind, wobei das Ergebnis der chronisch Kranken nicht signifikant ist. Das heißt, für diese haben negative Emotionen keinen Einfluss auf das Patientenintegrationsverhalten. Begründet werden kann dies damit, dass sich Patienten mit einer chronischen Krankheit aufgrund ihrer langen Behandlungsgeschichte besser auskennen und infolgedessen keine Bewältigungsstrategien zum Abbau von negativen Emotionen notwendig sind, da diese im Normalfall überhaupt nicht wahrgenommen werden.

Für die Hypothesen H_{29} und H_{31} konnte nach der Durchführung der Modellprüfung eine Bestätigung erlangt werden, sodass die in Abschnitt 3.5.1 hypothetisierten Effekte zutreffen. Das heißt einerseits, dass für chronisch Kranke der bestätigte positive Einfluss der Komplexität der medizinischen Versorgung auf den wahrgenommenen Aufwand (H_{29}) weniger positiv ($\beta = 0,156$) ist als für Patienten ohne chronische Krankheit ($\beta = 0,477$). Allerdings ist der Effekt der chronisch Kranken nicht signifikant, sodass für diese die Komplexität der medizinischen Versorgung keinen Einfluss auf den wahrgenommenen Aufwand hat, da diese im Normalfall eine komplexe Versorgung gewöhnt sind. Andererseits ist für chronisch Kranke die Wirkung des Integrationsverhaltens auf die Patientenzufriedenheit (H_{31}) stärker positiv ($\beta = 0,492$) als für nicht chronisch Kranke, die eher einen schwachen negativen Effekt aufzeigen ($\beta = -0,019$), wobei der Effekt der Patienten ohne chronische Krankheit nicht signifikant ist, das heißt für diese hat das Integrationsverhalten auf die Patientenzufriedenheit keinen Einfluss. Eine mögliche Erklärung hierfür ist, dass Patienten mit einer chronischen Krankheit im Normalfall bereits einen höheren Grad an Eigenleistungen voraussetzen, um ihre Erkrankung zu umsorgen. Diese selbst erbrachten Leistungen werden in der Regel wertvoller eingeschätzt, was sich wiederum positiv auf die Zufriedenheit auswirkt.

Zusammenfassend ist festzuhalten, dass für die Auswirkungen der Patientenintegration lediglich festgestellt werden konnte, dass das Vertrauen gegenüber dem Arzt den stärksten Einfluss auf die Patientenzufriedenheit hat. Für die Bestimmung der Determinanten der Patientenintegration lässt sich resümieren, dass vor allem das Konstrukt der Unsicherheit sowie das Involvement einen starken direkten Einfluss auf das Patientenintegrationsverhalten haben. Darüber hinaus wird die Unsicherheit stark von der Kooperationsbereitschaft des Arztes und der Komplexität der medizinischen Versorgung beeinflusst; das Involvement reagiert hingegen auf das Stressempfinden des Patienten. Zudem wird das Stressempfinden durch die Unsicherheit und den wahrgenommenen Aufwand, welcher wiederum durch die Komplexität der medizinischen Leistung bestimmt wird, beeinflusst. Die wichtigsten Aussagen der erlangten Ergebnisse werden in Abbildung 5 grafisch dargestellt.

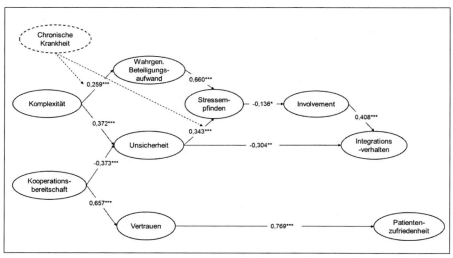

Abbildung 5:   Zusammenfassung der starken Wirkungsbeziehungen
                Quelle: Eigene Darstellung

Infolgedessen kann gesagt werden, dass für ein ausgeprägtes Integrationsverhalten vonseiten des Patienten sowohl die Kooperationsbereitschaft des Arztes als auch das Involvement des Patienten erhöht werden müssen, indem im Idealfall gleichzeitig die Unsicherheit des Patienten, die Komplexität der medizinischen Versorgung, der wahrgenommene Aufwand sowie das Stressempfinden des Patienten gesenkt werden. Diesbezüglich sollen im nächsten Abschnitt Handlungsempfehlungen für den Bereich der medizinischen Versorgung gegeben werden.

5.2   Implikationen und Handlungsempfehlungen für die Praxis

Aufbauend auf den im Rahmen der empirischen Modellüberprüfung bestätigten Einflussfaktoren auf die Patientenintegration werden im Folgenden Handlungsempfehlungen für die Praxis der medizinischen Versorgung gegeben, um die Beteiligung der Patienten zu erhöhen und damit den Nutzen der in Abschnitt 2.5 aufgezeigten Auswirkungen generieren zu können. Hierzu werden insbesondere die Einflussfaktoren mit einer starken Wirkung (Kooperationsbereitschaft des Arztes, Komplexität der medizinischen Versorgung, Vertrauen gegenüber dem Arzt, Involvement des Patienten, Unsicherheit des Patienten und wahrgenommener Aufwand) berücksichtigt.

Als unabhängige Variable stellt die **Kooperationsbereitschaft des Arztes** während der medizinischen Versorgung eines Patienten eine wichtige Determinante der Patientenintegration dar. Zur Erhöhung der Kooperationsbereitschaft ist ein wichtiger Ansatz an der vorherrschenden Meinung über die Arzt-Patienten-Beziehung anzusetzen. Entscheidend ist, dass das medizinische Fachpersonal erkennt, dass eine rein paternalistisch geprägte medizinische Versorgung in der heutigen Zeit nicht ausreicht, sondern die Bildung einer Partnerschaft in den Vordergrund rückt. Um dem Patienten gegenüber kooperativ zu erscheinen, ist es wichtig, dass der Arzt zum einen neben den gesundheitlichen Problemen auch die persönlichen Bedürfnisse und Werte des Patienten in größtmöglichem Maße erfragt und in der medizinischen Versorgung berücksichtigt. Konsumenten unterscheiden sich voneinander und jeder Patient empfindet und interpretiert seine Erkrankung individuell. Allerdings stellt das Erlangen der Patienteninformationen, wie z. B. darüber, ob der Patient risikobereit oder risikoavers gegenüber möglichen Behandlungsmethoden ist, das medizinische Fachpersonal vor eine große Herausforderung, da viele Patienten diese nicht frei äußern. Daher muss der Patient umfassend in die Leistungserstellung und die Entscheidungsfindung mit einbezogen werden. Es ist bedeutend, dass der Patient eine aktive Rolle in seiner medizinischen Versorgung erfährt, wodurch er gemeinsam mit dem Arzt die vorherrschenden Probleme vollständig erörtert, gegenseitige Fragen beantwortet und die Ursachen, Wirkungen, Folgen sowie Therapiemöglichkeiten einer Erkrankung aufgezeigt werden. Gerade im Bereich der medizinischen Versorgung sind Informationsaustausch und ein Konsens zwischen Arzt und Patient über die Herkunft der Probleme, die weiteren Vorgehensweisen und das mögliche Ergebnis wichtige Faktoren für eine effektive Leistungserstellung und eine erfolgreiche Ergebniserzielung.

Ein überzeugendes Instrument hierzu stellt die Kommunikation dar. Über die richtigen Gesprächsführungstaktiken ist es wichtig, eine Bindung zwischen Arzt und Patienten zu schaffen. Sowohl auf verbale als auch auf non-verbale Weise muss der Arzt dem Patienten seine Kompetenzen aufzeigen und gleichzeitig dessen Probleme und Wünsche im Behandlungsprozess berücksichtigen. Diesbezüglich ist eine Sensibilisierung durch Weiterbildungsmaßnahmen und intensive Schulungen für den Arzt empfehlenswert, in denen er die nötigen Fähigkeiten erlangt, nicht nur auf fachlicher, sondern auch auf zwischenmenschlicher Ebene auf seinen Patienten einzugehen. Eine regelmäßige und effektive Kommunikation in einer patientenorientierten Form führt patientenseitig zu zunehmender Transparenz in dem komplexen und schwer verständlichen Fachgebiet der Medizin, infolgedessen sich das wahrgenommene Risiko und die gefühlte Unsicherheit des Patienten reduziert, da der Patient einen besseren Überblick erhält und seine Erwartungen gegenüber der medizinischen Versorgung anpasst.

Genau in dieser Unsicherheit zeigt sich der erste wichtige Faktor, der direkt das integrative Verhalten des Patienten beeinflusst. Die Ergebnisse der Untersuchung legen nahe, dass die Unsicherheit des Patienten reduziert werden muss, um dessen Beteiligung an seiner medizinischen Versorgung zu erhöhen. Neben der Kooperationsbereitschaft des Arztes ist insbesondere die **Komplexität der medizinischen Versorgung** der einflussreichste Faktor der Unsicherheit. Damit diese reduziert wird, ist es einerseits wichtig, dem Patienten ausreichend und abgestimmte Informationen zur Verfügung zu stellen, damit sich dieser mit seiner Erkrankung auseinandersetzen kann und somit einen Überblick über seine medizinische Versorgung bekommt. Andererseits ist es wichtig eine reibungslos ablaufende Versorgung zu gewährleisten, sodass trotz vieler Schnittstellen und ablaufender Interaktionen keine Konflikte aufkommen, die den Patienten verwirren. Durch diese Ansätze wird dem Patienten seine medizinische Versorgung so übersichtlich und angenehm wie möglich gestaltet. Möglichkeiten zur Umsetzung sind zum einen die Erweiterung der Gesundheitskompetenz des Patienten mittels qualifizierter Informationsmaterialien, wobei die Gesundheitskompetenz hierbei die Fähigkeiten umschreibt, Texte und andere Informationen mit medizinischem Zusammenhang (z. B. Packungsbeilagen von Medikamenten) lesen und verstehen zu können, um erfolgreich als Patient auftreten und handeln zu können.[325] Hierzu muss die Verteilung von Broschüren und Entscheidungshilfen über bestimmte Erkrankungsbilder und deren Behandlungsmöglichkeiten in der medizinischen Versorgung ausgeweitet werden. Darüber hinaus sind aktive Ansätze, wie bspw. Gesprächsrunden zwischen Arzt und Patient, oder einer ganzen Patientengruppe noch besser für die Zielerreichung der Informationsweitergabe geeignet als passive Bemühungen, wie z. B. das Austeilen von Broschüren.[326] Zum anderen kann insbesondere bei schwerwiegenden Fällen ein Fallmanager eingesetzt werden, der neben den administrativen Aufgaben für den Leistungs- oder Kostenträger auch den Patienten als dessen Interessensvertreter bei seiner medizinischen Versorgung begleitet und den Ablauf koordiniert und kontrolliert. Dabei muss sichergestellt sein, dass dieser ein Min-

---

[325] Vgl. *AD HOC COMMITTEE ON HEALTH LITERACY FOR THE COUNCIL ON SCIENTIFIC AFFAIRS* (1999), S. 553.

[326] Allerdings sind aktive Ansätze stets mit weitaus höheren Kosten verbunden, können jedoch im Gegenzug den erlangten Nutzen stärker steigern. Daher ist es wichtig, zwischen den aufzubringenden Kosten und dem zu erlangenden Nutzen abzuwägen, inwieweit der Einsatz von aktiven Hilfestellungen vonseiten des Arztes für den Patienten sinnvoll erscheint.

destmaß an medizinischem Fachwissen aufweisen kann, um als kompetenter Ansprechpartner angesehen zu werden. Durch die gegebenen Hilfestellungen wird dem Patienten die Durchführung komplexer medizinischer Versorgungsprozesse erleichtert, wodurch neben dem Unsicherheitsgefühl auch der wahrgenommene Aufwand reduziert werden kann.

Gerade die Unsicherheit und der wahrgenommene Aufwand sind die ausschlaggebenden Einflussfaktoren auf das **Stressempfinden** des Patienten, welches wiederum auf das Involvement als zweiten direkten Einflussfaktor des Patientenintegrationsverhaltens maßgeblich einwirkt. Infolgedessen ist es notwendig, den Patienten in seiner medizinischen Versorgung so wenigen Stresssituationen wie möglich auszusetzen. Ermöglicht wird dies, indem entweder der **wahrgenommene Beteiligungsaufwand** und/oder die **Unsicherheit** des Patienten reduziert wird. Die bereits erläuterten Ansätze der effektiven Kommunikation, der Verteilung von Informationsmaterial und dem Einsatz eines Fallmanagers stellen dahingehend gute Handlungsweisen dar, da dem Patienten zusätzliche Ressourcen zur Verfügung gestellt werden, den Aufwand und die Unsicherheit zu reduzieren und somit die vorhandene Stresssituation besser zu bewältigen. Eine weitere Möglichkeit liegt in der Anpassung der Rahmenbedienungen. Hierbei ist es wichtig, dass das tangible Umfeld der Einrichtung des Gesundheitswesens, in der sich der Patient befindet, auf qualitativen und praktischen Gegebenheiten beruht. So kann z. B. eine moderne Ausstattung, freundliches und hilfsbereites Personal sowie eine schnelle Terminvergabe dazu beitragen, die vorhandenen Ängste und Risiken zu vermindern, wodurch dem Patienten ein stärker positiv geprägtes Gefühl entsteht. Darüber hinaus ist die Ausdehnung sowohl der fach- als auch der sektorenübergreifenden Versorgung ein wichtiger Ansatz, den wahrgenommenen Aufwand des Patienten zu reduzieren. Hierbei stehen insbesondere der Aufbau von medizinischen Versorgungszentren und die Ausweitung der Integrierten Versorgung im Fokus. Denn durch damit einhergehende verkürzte Kommunikations- und Behandlungswege kann die Versorgung des Patienten gezielter ablaufen, sodass sowohl aufseiten des Patienten als auch aufseiten des Arztes neben monetären Kosten auch Zeit eingespart werden kann. Diese trägt als zusätzliche Ressource unweigerlich dazu bei, das Stressempfinden des Patienten zu verringern, da diese für anderweitige Aktivitäten wie z. B. Freizeitbeschäftigungen als Ablenkungsstrategie oder weitere Informationsrecherche als Bewältigungsstrategie genutzt werden können.

Die Reduzierung des Stressempfindens ist entscheidend, da dieses die einflussreichste Wirkung auf das **Involvement** des Patienten hat, welches im Rahmen dieser Studie den zweiten direkten Einflussfaktor auf das Patientenintegrationsverhalten darstellt. Somit ist es neben der Stressreduzierung als indirekten Effekt ebenfalls möglich, das integrative Verhalten zu erhöhen, indem das Involvement des Patienten erhöht wird. Hierbei sind insbesondere Informationsaufnahme sowie die Informationsverarbeitung entscheidende Faktoren, die zu einem hohen Involvement des Patienten führen und auf dessen zukünftige Handlungsweisen wirken. Um den Patienten dahingehend zu unterstützen, ist es wichtig ausführliche und verständliche Informationen zu verbreiten, indem der Patient mit sachlichen Argumenten von der Wichtigkeit der eigenen Gesundheit und dem zusätzlichen Nutzen durch die aktive Mitwirkung an der eigenen medizinischen Versorgung überzeugt wird. Sachdienliche Möglichkeiten hierzu sind die bereits aufgeführten Maßnahmen zur Informationsweitergabe und zur Schulung des medizinischen Fachpersonals. Bei der Ausgestaltung dieser Maßnahmen ist insbesondere die nützliche Ausgestaltung zu berücksichtigen, um dem primären Ziel der Risikominimierung bei dem Patienten nachzukommen. Darüber hinaus bieten sich auch Möglichkeiten auf Bundesebene an, das Involvement der Patienten zu erhöhen. Demnach können groß ausgelegte Aufklärungskampagnen den Menschen die Wichtigkeit der eigenen Gesundheit aufzeigen, mit der Botschaft, alles in ihren Möglichkeiten Stehende zu unternehmen, um entweder mit der eigenen Erkrankung umzugehen oder die eigene Gesundheit wiederherzustellen und weitergehend zu fördern. Hierbei stellen bspw. Plakatanzeigen ein gutes Mittel dar, eine große Masse an Menschen zu erreichen oder die Durchführung von Gesundheits- bzw. Krankheitsinformationstagen, die aufgrund ihrer aktiven Ausgestaltung eine effektivere Wirkung besitzen.

Nach der Betrachtung der direkten und indirekten Einflüsse auf die Patientenintegration wird im Folgenden der moderierende Effekt des Krankheitsbildes miteinbezogen. Unter dessen Berücksichtigung sind die aufgeführten Maßnahmen zur Reduzierung der Komplexität, wie die Ausgabe von Informationen oder der Einsatz eines Fallmanagers, insbesondere für Patienten ohne chronische Krankheit von Relevanz, da für diese der Einfluss einer komplexen Versorgung mit einem zunehmenden wahrgenommenen Aufwand in Verbindung steht. Somit ist es wichtig, gerade Patienten ohne chronische Krankheit gezielt zu erreichen, damit diese einen guten Überblick über ihre Behandlung bekommen und sich somit aktiv beteiligen, wohingegen für Patienten mit einer chronischen Krankheit infolge der lang andauernden Behandlung dieser Überblick bereits gegeben ist. Dennoch ist auch in Fällen chronisch erkrankter Patienten die Informationserlangung ein wichtiger Aspekt, um insbesondere im Falle von aufkommenden und unbekannten Nebenerkrankungen direkt und richtig reagieren zu können. Infolge der Informationserweiterung zu Aspekten über die eigene Krankheit hinaus kann der für sie als größer wahrgenommene Einfluss der damit einhergehenden Unsicherheit auf das Stressempfinden gar nicht erst entstehen oder bereits frühzeitig eingedämmt werden.

In einem letzten Punkt werden an dieser Stelle noch Handlungsempfehlungen für die Patientenzufriedenheit abgeleitet. Mithilfe der Ergebnisse dieser Studie konnte keine signifikante Wirkung von der Patientenintegration auf die Patientenzufriedenheit bestätigt werden. Allerdings hat sich das **Vertrauen gegenüber dem Arzt** als ein wichtiger Faktor der Patientenzufriedenheit herausgestellt. Um Patientenzufriedenheit herzustellen, ist es für Ärzte wichtig, ein starkes Vertrauensverhältnis zu ihren Patienten aufzubauen. Patientenseitiges Vertrauen gegenüber seinem Arzt entsteht, wenn sich dieser während der Behandlung offen und ehrlich verhält. Neben der Möglichkeit, dieses über Maßnahmen zur Ausweitung einer intensiven Kooperationsbereitschaft des Arztes zu erzeugen, ist die Implementierung eines konkreten Patient-Relationship-Managements zu empfehlen, wie es bereits in anderen Absatzmärkten als Customer-Relationship-Management weit verbreitet ist. Hierdurch können infolge einer Analyse des Patientenverhaltens Vorkehrungen abgeleitet werden, wie z. B. die Auslegung der Mitarbeiterentwicklung auf einen vertrauensvollen Umgang, die zur Zufriedenheit des Patienten beitragen und somit als Wettbewerbsvorteil für die gesamte Einrichtung des Gesundheitswesens dienen.

Insgesamt ergeben sich viele Möglichkeiten, die unternommen werden können, um eine Steigerung der Patientenintegration umzusetzen. Gelingt es somit, die direkten und indirekten Einflüsse der Patientenintegration mit den an dieser Stelle aufgeführten Maßnahmen in die jeweilige Richtung zu beeinflussen, führt dies im Endeffekt zu einer Steigerung des integrativen Verhaltens des Patienten und damit zu einer effektiveren und effizienteren Patientenversorgung im deutschen Gesundheitswesen. Insbesondere das verantwortliche Personal von Einrichtungen des Gesundheitswesens empfiehlt sich einer besonderen Betrachtung, da es wichtig ist dem Patienten während seiner Behandlung aufzuzeigen, welche Rolle er in seiner Krankheitsversorgung einnehmen kann, um das bestmögliche Ergebnis zu erzielen. Zu berücksichtigen ist, dass der Beteiligungsgrad durch den Patienten als passend empfunden wird, um das Gefühl einer zusätzlichen Last infolge der Durchführung von mehr Aktivität bei dem Patienten zu vermeiden. Allerdings kann mithilfe der vorliegenden Daten gezeigt werden, dass im Durchschnitt Patienten auf einer Skala von 0 % mit keiner Verantwortung und 100 % mit voller Verantwortung in einem Umfang von 76,78 % mit einer Standardabweichung von 17,56 Prozentpunkten bereit sind, eigenständig Verantwortung in ihrer medizinischen Versorgung für ihre Gesundheit zu übernehmen.

5.3 Limitationen der Studie und weiterführende Forschungsfelder

Die größte Einschränkung der vorliegenden Studie liegt im Anwendungsbereich. Die Auslegung auf dem Gebiet der medizinischen Versorgung unterliegt somit deren Besonderheiten und schließt eine Generalisierung der Ergebnisse auf andere Beratungsleistungen oder Dienstleitungen weitestgehend aus. Zwar wurden die Effekte des Krankheitsbildes bei Patienten mit einer chronischen Krankheit und Patienten ohne eine chronische Krankheit untersucht. Allerdings gibt es in der medizinischen Versorgung weitaus mehr Unterschiede innerhalb des Krankheitsbildes, welche einen Einfluss auf die Ausgestaltung des Versorgungsprozesses haben und somit auch die Patientenintegration beeinflussen. Daher ist für zukünftige Studien interessant, die Auswirkungen unterschiedlicher Krankheitsbilder zu berücksichtigen, um den Bereich der medizinischen Versorgung dahingehend weiter zu untergliedern und damit einer Verallgemeinerung der Ergebnisse auf den gesamten Bereich der medizinischen Versorgung entgegenzuwirken.

Darüber hinaus wurden die Daten nur auf Patientenseite erfasst. Hierdurch können eventuell relevante Aspekte der ärztlichen Gegenseite ausbleiben, da das Verständnis der ablaufenden Interaktionen zwischen dem Patienten und seinem Arzt limitiert wird. Daher besteht ein interessantes weiteres Forschungsfeld darin, auch die Meinung des medizinischen Fachpersonals über das Konzept der Patientenintegration zu erlangen, um die Ergebnisse der vorliegenden Studie zu festigen bzw. zu revidieren und somit konkretere Aussagen über die Einflussfaktoren, die Ausgestaltung sowie die Auswirkungen der Patientenintegration treffen zu können.

Eine weitere Limitation der vorliegenden Studie liegt darin, dass die Ausgestaltung der Patientenintegration nicht untersucht wurde, das heißt inwieweit der Patient auch den Willen und die Fähigkeiten mitbringt, sich zu integrieren. Für die vorliegende Studie wurden diese Umstände als gegeben angesehen. Daher stellt die Untersuchung des optimalen Grads der Patientenintegration ein interessantes Gebiet zukünftiger Forschungen dar, insbesondere unter Berücksichtigung der Besonderheiten, die im Bereich der medizinischen Versorgung vorliegen, wie die zusätzliche Verantwortungsübernahme sowie spezielle Regelungen und Vorschriften bei der Leistungserstellung. Infolge der Vielzahl an zu berücksichtigenden Faktoren ist die Ergründung dieses Sachverhalts sehr komplex und schwierig.

6 Zusammenfassung und Forschungsausblick

Ungeachtet der aufgezeigten Limitationen lässt sich abschließend zusammenfassen, dass die vorliegende Untersuchung dem Ziel dieser Arbeit, die Determinanten der Patientenintegration in der medizinischen Versorgung und deren Wirkungsbeziehungen zu identifizieren, nachgekommen ist. Insgesamt konnten vier Faktoren analysiert werden, welche eine direkte Wirkung auf das Integrationsverhalten eines Patienten aufweisen. Hierzu gehören: das Involvement, die interne Kontrollüberzeugung, die Unsicherheit und die negativen Emotionen des Patienten, wobei die Unsicherheit und das Involvement als wichtigste direkte Einflussfaktoren bestimmt werden können. Neben dem direkten Einfluss besitzen diese Faktoren darüber hinaus indirekte Auswirkungen auf die Patientenintegration. Zudem konnten weitere vier Faktoren mit einer indirekten Einflussnahme ermittelt werden: die Kooperationsbereitschaft des Arztes, die Komplexität der medizinischen Versorgung, der wahrgenommene Aufwand sowie das Stressempfinden des Patienten. Aufgrund ihrer besonders starken indirekten Einflüsse müssen hierbei die Kooperationsbereitschaft des Arztes, die Komplexität der medizinischen Versorgung, der wahrgenommene Aufwand sowie die Unsicherheit des Patienten hervorgehoben werden. Des Weiteren konnte im Rahmen der empirischen Erhebung bestätigt werden, dass die Kooperationsbereitschaft des Arztes sowohl einen leichten positiven und direkten Einfluss als auch einen starken positiven und indirekten Einfluss auf das für den Erfolg einer Einrichtung des Gesundheitswesens wichtigem Konstrukt der Patientenzufriedenheit nimmt. Diese wird ebenfalls stark positiv und direkt über das Vertrauen gegenüber dem Arzt beeinflusst. Darüber hinaus zeigt die Studie, dass sowohl das Krankheitsbild in Form einer chronischen Krankheit oder einer nicht chronischen Krankheit als auch soziodemografische Faktoren des Patienten ebenfalls als moderierende Effekte Einfluss auf die Patientenintegration haben. Die Ergebnisse deuten zwar darauf hin, dass nicht alle Faktoren zur Erhöhung der Patientenintegration veränderbar sind, aber dennoch eine Vielzahl von Faktoren und Maßnahmen bestehen, die berücksichtigt werden müssen, um den Patienten zu integrativen Verhaltensweisen anzuregen. Eine entscheidende Rolle spielen hierbei zum einen das Zusammenspiel zwischen dem medizinischen Fachpersonal und dem Patienten sowie die Ausprägung der patientenseitigen Gesundheitskompetenz. Hierzu müssen die Prozesse und die Kommunikation von Einrichtungen des Gesundheitswesens primär auf die Bedürfnisse des Patienten ausgerichtet werden, indem die Perspektive des Patienten bei der Ausgestaltung des Integrationsverhaltens mit einfließt.

Insgesamt stellt die Patientenintegration eine wichtige strategische Ressource dar, welche Einrichtungen des Gesundheitswesens nutzen sollten, um eine effiziente Leistungserstellung in der medizinischen Versorgung zu gewährleisten und gleichzeitig den Nutzen des Patienten zu erhöhen. Ein informierter und selbstbestimmter Patient ist in der Lage, rationale Entscheidungen zu treffen, welche eine effiziente Verteilung knapper Ressourcen ermöglichen. Er wählt die Verhaltensweisen, die einerseits den individuellen Nutzen auf die eigene Gesundheit erhöhen und andererseits durch eine effizientere Ausgestaltung eine Vergeudung knapper Ressourcen reduzieren. Allerdings stehen viele Ärzte dem Ansatz der Mitwirkung des Patienten an der Zielerreichung noch eher skeptisch gegenüber, da sie hierin eher einen Zweifel an ihren Fähigkeiten sehen und somit die Wichtigkeit noch nicht erkannt haben. Daher muss aufgezeigt werden, welchen tatsächlichen Nutzen die Patientenintegration nicht nur den Teilnehmern auf der Mikroebene, sondern auch auf der Meso- und Makroebene bringt. Diese Ergebnisse ist die vorliegende Studie allerdings ebenfalls schuldig geblieben, sodass die Ermittlung der Auswirkungen der Patientenintegration eine wichtige Aufgabe für zukünftige Untersuchungen darstellt. Sinnvoll zeigt sich in diesem Zusammenhang eine aggregierte Ausweitung der Stichprobe in Form der Validierung der Ergebnisse durch eine repräsentative und dyadische Erhebung, um Befragungsergebnisse sowohl aus Arztsicht als auch aus Patientensicht zu erhalten, welche in einem direkten Vergleich gegenübergestellt werden können und somit genauere Erkenntnisse liefern.

Anhang

Anhang 1: Spektrum der Patientenintegration

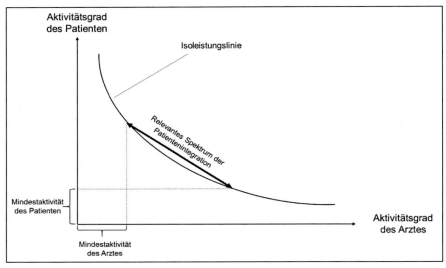

Quelle: Eigene Darstellung in Anlehnung an Corsten (2000), S. 151.

Anhang 2: Potenzial der Effizienzverbesserung der medizinischen Versorgung

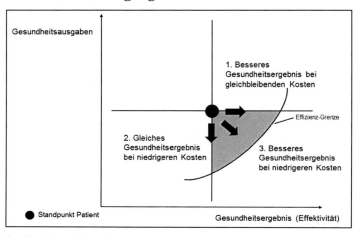

Quelle: Eigene Darstellung in Anlehnung an Angelmar/Berman (2007), S. 148.

Anhang 3: Online-Fragebogen für die Hauptuntersuchung [327]

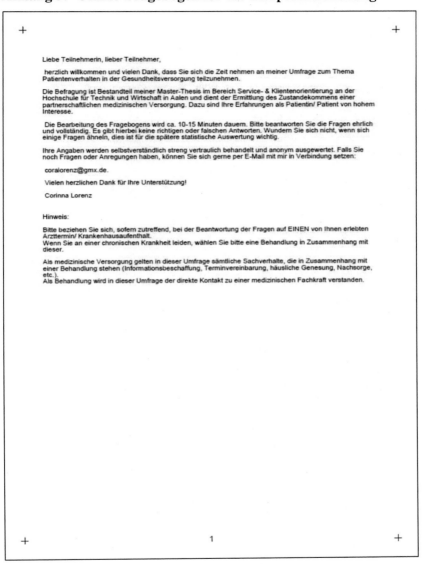

Liebe Teilnehmerin, lieber Teilnehmer,

herzlich willkommen und vielen Dank, dass Sie sich die Zeit nehmen an meiner Umfrage zum Thema Patientenverhalten in der Gesundheitsversorgung teilzunehmen.

Die Befragung ist Bestandteil meiner Master-Thesis im Bereich Service- & Klientenorientierung an der Hochschule für Technik und Wirtschaft in Aalen und dient der Ermittlung des Zustandekommens einer partnerschaftlichen medizinischen Versorgung. Dazu sind Ihre Erfahrungen als Patientin/ Patient von hohem Interesse.

Die Bearbeitung des Fragebogens wird ca. 10-15 Minuten dauern. Bitte beantworten Sie die Fragen ehrlich und vollständig. Es gibt hierbei keine richtigen oder falschen Antworten. Wundern Sie sich nicht, wenn sich einige Fragen ähneln, dies ist für die spätere statistische Auswertung wichtig.

Ihre Angaben werden selbstverständlich streng vertraulich behandelt und anonym ausgewertet. Falls Sie noch Fragen oder Anregungen haben, können Sie sich gerne per E-Mail mit mir in Verbindung setzen:

coralorenz@gmx.de.

Vielen herzlichen Dank für Ihre Unterstützung!

Corinna Lorenz

Hinweis:

Bitte beziehen Sie sich, sofern zutreffend, bei der Beantwortung der Fragen auf EINEN von Ihnen erlebten Arzttermin/ Krankenhausaufenthalt.
Wenn Sie an einer chronischen Krankheit leiden, wählen Sie bitte eine Behandlung in Zusammenhang mit dieser.

Als medizinische Versorgung gelten in dieser Umfrage sämtliche Sachverhalte, die in Zusammenhang mit einer Behandlung stehen (Informationsbeschaffung, Terminvereinbarung, häusliche Genesung, Nachsorge, etc.).
Als Behandlung wird in dieser Umfrage der direkte Kontakt zu einer medizinischen Fachkraft verstanden.

1

---

[327] Die Aspekte der Unterstützung des Arztes, sowie die Patientensicherheit und die Weiterempfehlung wurden im Rahmen der Erhebung aufgenommen, im weiteren Verlauf jedoch nicht weiter berücksichtigt und daher nicht weiter aufgeführt, um den formalen Begrenzungen gerecht zu werden, da sie nach dem Ermessen der Verfasserin als am irrelevantesten für den vorliegenden Kontext angesehen werden.

Leiden Sie an einer chronischen Krankheit?

O Ja
O Nein

Bitte geben Sie den Grund an, weshalb Sie den Arzt aufgesucht haben.

O Vorsorgeuntersuchung
O Diagnoseuntersuchung aufgrund vorhandener Symptome einer Erkrankung/ Verletzung
O Kontrolluntersuchung aufgrund einer chronischen Krankheit
O Nachsorgeuntersuchung nach Abschluss einer Erkrankung
O Notfallbehandlung
O Sonstiges |

Wie lange werden Sie schon von dem Arzt behandelt, auf dessen Behandlung Sie sich in dieser Umfrage beziehen?

O kürzer als 1 Jahr
O 1-3 Jahre
O 4-10 Jahre
O mehr als 10 Jahre

Wie schwer war/ ist ihre Erkrankung, wegen welcher Sie bei einem Arzt/ in einem Krankenhaus waren?
(1=leicht; 10=schwer)

Wie haben Sie sich während ihrer Behandlung gefühlt?

	Niemals	Etwas	Halbwegs	Sehr	Völlig
ängstlich	O	O	O	O	O
verärgert	O	O	O	O	O
erschrocken	O	O	O	O	O
bekümmert	O	O	O	O	O
nervös	O	O	O	O	O
schuldig	O	O	O	O	O
gereizt	O	O	O	O	O
beschämt	O	O	O	O	O
durcheinander	O	O	O	O	O
begeistert	O	O	O	O	O
interessiert	O	O	O	O	O
aufmerksam	O	O	O	O	O
stark	O	O	O	O	O
unsicher	O	O	O	O	O
angespannt	O	O	O	O	O
besorgt	O	O	O	O	O
entschlossen	O	O	O	O	O

Inwiefern stimmen Sie den folgenden Aussagen in Bezug auf ihre Gesundheit im Allgemeinen zu?

	Stimme überhaupt nicht zu						Stimme vollkommen zu
Wenn ich krank werde, ist das mein eigenes Verschulden.	O	O	O	O	O	O	O
Wenn ich krank werde, habe ich selbständig die Kraft wieder gesund zu werden.	O	O	O	O	O	O	O
Ich bin selbst verantwortlich für meine Gesundheit.	O	O	O	O	O	O	O
Es hängt hauptsächlich von meinem Engagement ab, ob ich gesund werde oder gesund bleibe.	O	O	O	O	O	O	O

	Stimme überhaupt nicht zu						Stimme vollkommen zu

135

Wenn ich regelmäßig einen Arzt aufsuche, bin ich weniger anfällig für Krankheiten.	O	O	O	O	O	O	O
Es hängt hauptsächlich von dem Arzt ab, dass ich nach einer Erkrankung wieder gesund werde.	O	O	O	O	O	O	O
Allein der Arzt ist für meine Gesundheit verantwortlich.	O	O	O	O	O	O	O
Ich kann meine Gesundheit nur schützen, indem ich einen Arzt um Rat frage.	O	O	O	O	O	O	O

	Stim-me über-haupt nicht zu						Stim-me vollk-omm-en zu
Wenn ich krank werde, ist das eine Sache des Schicksals.	O	O	O	O	O	O	O
Wenn ich gesund bleibe, ist das nur Glück.	O	O	O	O	O	O	O
Meine Gesundheit wird durch zufällige Einflüsse und Ereignisse bestimmt.	O	O	O	O	O	O	O
Wenn ich krank bin, muss ich der Natur ihren Lauf lassen, um wieder gesund zu werden.	O	O	O	O	O	O	O

Wieviel Verantwortung sind Sie bereit in ihrer medizinischen Versorgung für ihre Gesundheit zu übernehmen?
(0%=keine; 100%=volle)

0%   100%

Inwiefern stimmen Sie den folgenden Aussagen über ihre medizinische Versorgung im Allgemeinen zu?

	Stim-me über-haupt nicht zu						Stim-me vollk-omm-en zu
Eine aktive Beteiligung an meiner medizinischen Versorgung ist mir sehr wichtig.	O	O	O	O	O	O	O
Eine aktive Beteiligung an meiner medizinischen Versorgung ist für mich grundsätzlich sehr bedeutsam.	O	O	O	O	O	O	O
Eine aktive Beteiligung an meiner medizinischen Versorgung ist eine nützliche und interessante Sache für mich.	O	O	O	O	O	O	O
Ich informiere mich gerne über Krankheiten und deren Behandlungsmöglichkeiten.	O	O	O	O	O	O	O
Ich habe ein starkes persönliches Interesse an den Möglichkeiten der medizinischen Versorgung.	O	O	O	O	O	O	O
Insgesamt haben meine medizinische Versorgung und meine Gesundheit einen hohen Stellenwert für mich.	O	O	O	O	O	O	O

Inwiefern stimmen Sie den folgenden Aussagen zu?

	Stim-me über-haupt nicht zu						Stim-me vollk-omm-en zu
Ich bin überzeugt gute Kenntnisse über medizinische und gesundheitsbezogene Themen zu haben.	O	O	O	O	O	O	O
Ich kenne mich gut mit medizinischen Behandlungsmethoden aus.	O	O	O	O	O	O	O
Ich bin in der Lage bei auftretende Gesundheitsprobleme selbstständig wirkungsvolle Lösungen zu finden.	O	O	O	O	O	O	O
Ich verstehe alle Bestandteile während einer Behandlung durch meinen Arzt.	O	O	O	O	O	O	O

	Stim-me über-haupt nicht zu						Stim-me vollk-omm-en zu
Im Bereich der medizinischen Versorgung gibt es viele verwirrende Aspekte.	O	O	O	O	O	O	O
Die Prozesse der medizinischen Versorgung sind im Allgemeinen schwierig zu verstehen.	O	O	O	O	O	O	O

Um eine medizinische Versorgung richtig und gut durchzuführen, ist generell ein hohes Fachwissen notwendig.	O	O	O	O	O	O	O
Das gesamte Fachgebiet der Medizin ist von Natur aus kompliziert.	O	O	O	O	O	O	O

Inwiefern treffen folgende Aussagen auf Sie zu?

	Trifft über- haupt nicht zu						Trifft vollk- omm- en zu
Vor Beginn einer Behandlung kann ich nicht sagen, ob diese hilfreich für mich ist.	O	O	O	O	O	O	O
Nach einem Arztbesuch, weiß ich trotzdem nicht wie es mit mir und meiner Gesundheit weitergeht.	O	O	O	O	O	O	O
Für mich ist nicht klar, was während der Behandlung mit mir passiert.	O	O	O	O	O	O	O
Im Allgemeinen fühle ich eine große Unsicherheit gegenüber jeder medizinischen Versorgung.	O	O	O	O	O	O	O

Inwiefern stimmen Sie den folgenden Aussagen zu?

	Stim- me über- haupt nicht zu						Stim- me vollk- omm- en zu
Eine aktive Beteiligung an meiner medizinischen Versorgung bedarf meiner vollen Aufmerksamkeit und Konzentration.	O	O	O	O	O	O	O
Eine aktive Beteiligung an meiner medizinischen Versorgung führt bei mir zu Stress.	O	O	O	O	O	O	O
Eine aktive Beteiligung an meiner medizinischen Versorgung belastet mich mental sehr.	O	O	O	O	O	O	O
Eine aktive Beteiligung an meiner medizinischen Versorgung stellt Anforderungen an mich, die mich überfordern.	O	O	O	O	O	O	O

Inwiefern treffen folgende Aussagen auf Sie zu?

	Trifft über- haupt nicht zu						Trifft vollk- omm- en zu
Mein persönliches Umfeld ermutigt mich, medizinische Versorgung in Anspruch zu nehmen.	O	O	O	O	O	O	O
Mein persönliches Umfeld befürwortet meine Entscheidungen, die ich bezüglich meiner medizinischen Versorgung treffe.	O	O	O	O	O	O	O

Mein persönliches Umfeld unterstützt mich bei meiner medizinischen Versorgung.	O	O	O	O	O	O	O
Mein persönliches Umfeld gibt mir Informationen und Ratschläge in Bezug auf meine medizinische Versorgung.	O	O	O	O	O	O	O

Inwiefern stimmen Sie den folgende Aussagen zu?

	Stimme überhaupt nicht zu						Stimme vollkommen zu
Ich habe das Gefühl, dass eine aktive Beteiligung an meiner medizinischen Versorgung mich viel Mühe kostet.	O	O	O	O	O	O	O
Ich finde die aktive Beteiligung an meiner medizinischen Versorgung anstregend.	O	O	O	O	O	O	O
Ich bin der Meinung, dass eine aktive Beteiligung an meiner medizinischen Versorgung mich viel Zeit kostet.	O	O	O	O	O	O	O
Insgesamt finde ich eine aktive Beteiligung an meiner medizinischen Versorgung aufwändig.	O	O	O	O	O	O	O

Inwiefern stimmen Sie den folgenden Aussagen über das Verhalten ihres behandelnden Arztes zu?

	Stimme überhaupt nicht zu						Stimme vollkommen zu
Der Arzt diskutierte mit mir ausführlich die Auslöser für meine Beschwerden.	O	O	O	O	O	O	O
Der Arzt erklärte mir alle Sachverhalte über meine Erkrankung gründlich.	O	O	O	O	O	O	O
Der Arzt gab mir ohne Nachfrage sämtliche Informationen über meine Behandlung.	O	O	O	O	O	O	O
Der Arzt erklärte mir sein Vorgehen und seine Empfehlungen in einer verständlichen Art und Weise.	O	O	O	O	O	O	O

	Stimme überhaupt nicht zu						Stimme vollkommen zu
Der Arzt ermutigte mich meine Ängste und Sorgen zu äußern.	O	O	O	O	O	O	O
Der Arzt behandelte mich wie einen ebenbürtigen Partner.	O	O	O	O	O	O	O
Der Arzt fragte mich nach meiner Meinung.	O	O	O	O	O	O	O

Der Arzt fragte mich nach meinen Gedanken und Gefühlen.	O	O	O	O	O	O	O

	Stim-me über-haupt nicht zu						Stim-me vollk-omm-en zu
Der Arzt gab mir ein wohliges Gefühl während meiner Behandlung.	O	O	O	O	O	O	O
Der Arzt versuchte stets mich zu beruhigen.	O	O	O	O	O	O	O
Der Arzt sorgte sich um meine Gefühle.	O	O	O	O	O	O	O
Der Arzt war ernsthaft an meiner Gesundheit interessiert.	O	O	O	O	O	O	O

Inwiefern stimmen Sie den folgenden Aussagen über Ihren behandelnden Arzt zu?

	Stim-me über-haupt nicht zu						Stim-me vollk-omm-en zu
Ich bin mir sicher, dass mein Arzt die richtigen Dinge tut.	O	O	O	O	O	O	O
Ich bin überzeugt, dass mein Arzt weiß, was das Beste für mich ist.	O	O	O	O	O	O	O
Ich bin überzeugt, dass mein Arzt mir immer die Wahrheit sagt, auch wenn es schlechte Nachrichten sind.	O	O	O	O	O	O	O
Ich kann mit meinem Arzt über alles sprechen.	O	O	O	O	O	O	O
Ich vertraue dem medizinischen Urteil meines Arztes vollkommen.	O	O	O	O	O	O	O

	Stim-me über-haupt nicht zu						Stim-me vollk-omm-en zu
Mein Arzt bietet eine zuverlässige und beständige medizinische Versorgung an.	O	O	O	O	O	O	O
Mein Arzt stellt seine Leistungen in einer angemessenen Art und Weise bereit.	O	O	O	O	O	O	O
Mein Arzt kennt sich gut mit verschiedenen Behandlungsmethoden aus.	O	O	O	O	O	O	O
Mein Arzt hilft mir meine Gesundheit wiederherzustellen und diese zu fördern.	O	O	O	O	O	O	O

Inwiefern stimmen Sie den folgenden Aussagen zu?

	Stim-me über-haupt nicht zu						Stim-me vollk-omm-en zu
Ich gebe meinem Arzt ausreichend und ausführliche Informationen über meine Beschwerden und meine Bedürfnisse.	O	O	O	O	O	O	O
Ich diskutiere gerne mit meinem Arzt über meine Erkrankung und deren Behandlung.	O	O	O	O	O	O	O
Ich halte mich strikt an die vorgegebenen Behandlungsprinzipien meines Arztes.	O	O	O	O	O	O	O
Im Zusammenhang mit meiner medizinischen Versorgung hatte ich einen hohen Aktivitätsgrad (von Vorinformation bis Genesung).	O	O	O	O	O	O	O
Ich habe alles gegeben, um ein gutes Behandlungsergebnis zu erzielen.	O	O	O	O	O	O	O
An meiner medizinischen Versorgung habe ich mich kaum beteiligt.	O	O	O	O	O	O	O
Meine Beiträge zu meiner medizinischen Versorgung waren insgesamt gering.	O	O	O	O	O	O	O

Inwiefern treffen die folgenden Aussagen auf Ihre medizinische Versorgung zu?

	Trifft über-haupt nicht zu						Trifft vollk-omm-en zu
Meine Behandlung ist ohne Komplikationen verlaufen.	O	O	O	O	O	O	O
Meine Behandlung war fehlerfrei.	O	O	O	O	O	O	O
Meine Behandlung wurde erfolgreich durchgeführt.	O	O	O	O	O	O	O
Während meiner Behandlung wurden Maßnahmen mißachtet, die mich vor Folgeschäden bewahrt hätten.	O	O	O	O	O	O	O
Nach Abschluss meiner medizinischen Versorgung musste ich erneut aufgrund des selben Problems einen Arzt aufsuchen.	O	O	O	O	O	O	O

	Trifft über-haupt nicht zu						Trifft vollk-omm-en zu
Die Behandlung, die ich von meinem Arzt erhalten habe ist perfekt.	O	O	O	O	O	O	O
Für meine nächste Behandlung suche ich mir einen anderen Arzt.	O	O	O	O	O	O	O

Es gibt Dinge bei meiner medizinischen Versorgung durch meinen Arzt, die besser hätten sein können.	O	O	O	O	O	O	O
Insgesamt sind meine Erfahrungen mit meinem Arzt positiv.	O	O	O	O	O	O	O
Insgesamt bin ich mit meinem Arzt und seiner Behandlung zufrieden.	O	O	O	O	O	O	O

	Trifft über- haupt nicht zu						Trifft vollk- omm- en zu
Ich habe nur sehr wenigen Leuten von meinem Arzt erzählt.	O	O	O	O	O	O	O
Obwohl ich diesen Arzt selber besuche, würde ich ihn nicht weiterempfehlen.	O	O	O	O	O	O	O
Ich habe nur Positives über meinen Arzt zu berichten.	O	O	O	O	O	O	O
Ich verpasse selten die Gelegenheit Anderen von meinem Arzt zu erzählen.	O	O	O	O	O	O	O
Ich bin stolz Anderen sagen zu können, Patient von diesem Arzt zu sein.	O	O	O	O	O	O	O

Wie beurteilen Sie die Patientenintegration in die medizinische Versorgung im Allgemeinen?

Unwichtig	O	O	O	O	O	Wichtig
Unnütz	O	O	O	O	O	Nützlich
Wertlos	O	O	O	O	O	Wertvoll
Überflüssig	O	O	O	O	O	Notwendig

Welchen Nutzen sehen Sie für sich durch die Patientenintegration in die medizinische Versorgung?

☐ Wissenserweiterung

☐ verbesserte Lebenssituation

☐ weniger Misserfolge bei Behandlungen

☐ höhere Behandlungsqualität

☐ individualisierte Leistungen

☐ bessere Arzt-Patienten Beziehung

☐ Sonstiges |

Sie sind jetzt beinahe am Ende der Befragung.

Zum Abschluss füllen Sie bitte noch die folgenden Angaben zu Ihrer Person aus.

Geschlecht

○   Weiblich   ○   Männlich

Wie alt sind Sie?

○   unter 21 Jahre
○   21-30 Jahre
○   31-40 Jahre
○   41-50 Jahre
○   51-65 Jahre
○   über 65 Jahre

Bitte geben Sie ihren aktuellen Lebensstatus an.

○   Ledig allein lebend
○   Ledig in einer Beziehung lebend
○   Verheiratet
○   Geschieden
○   Verwitwet

Bitte geben Sie ihre Staatsbürgerschaft an.

Wie sind Sie krankenversichert?

○   Gesetzlich
○   Privat

Was ist Ihr höchster erreichter Schulabschluss?

○   Hauptschulabschluss   ○   Allgemeine Fachhochschulreife
○   Mittlere Reife   ○   Fachgebundene Hochschulreife
○   Fachgebundene Fachhochschulreife   ○   Allgemeine Hochschulreife

Was ist Ihre höchste Berufsqualifikation?

○   Berufsausbildung   ○   Promotion
○   Meister   ○   Magister
○   Bachelor   ○   Sonstige
○   Master   ○   Keine
○   Diplom

Was ist Ihre derzeitige Tätigkeit?

O Schüler/-in, Student/-in, Ausbildung	O Selbstständig
O Angestellte/Angestellter, Arbeitnehmer/-in	O Geringfügig beschäftigt
O Angestellte/Angestellter öffentlicher Dienst	O Arbeitssuchend
O Beamtin/Beamter	O Keine Erwerbstätigkeit

Wie hoch ist ca. das monatliche Nettoeinkommen Ihres Haushaltes?

O unter 1.000 Euro

O zwischen 1.001 und 2.000 Euro

O zwischen 2.001 und 3.000 Euro

O zwischen 3.001 und 4.000 Euro

O zwischen 4.001 und 5.000 Euro

O über 5.000 Euro

Arbeiten Sie im Bereich des Gesundheitswesens?

O Ja

O Nein

Als was arbeiten Sie im Bereich des Gesundheitswesens?

O Ärztin/ Arzt

O Medizinische/r Fachangestellte/r

O Krankenpfleger/in

O Apotheker/in

O PTA/ PKA

O Verwaltungsangestellte/r im Gesundheitswesen

O Sonstiges |

Vielen Dank, dass Sie sich die Zeit genommen haben, mich bei meiner Umfrage zu unterstützen.

Anhang 4: Soziodemografische Angaben der Stichprobe

4.1: Altersstruktur der Stichprobe

Alter	Häufigkeit	Prozent in %	Alter	Häufigkeit
Unter 21 Jahre	17	5,3	Bis 40 Jährige	230
21 – 30 Jahre	171	53,3		
31 – 40 Jahre	42	13,1		
41 – 50 Jahre	25	7,8	Über 40-Jährige	91
51 – 65 Jahre	48	15,0		
Über 65 Jahre	18	5,6		
Gesamt	321	100,0		321

Quelle: Eigene Darstellung

4.2: Lebensstatus der Stichprobe

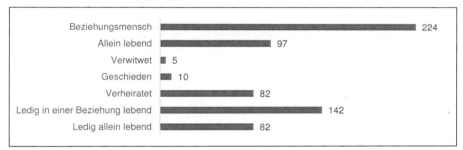

Quelle: Eigene Darstellung

4.3: Verteilung zur aktuellen Tätigkeit der Stichprobe

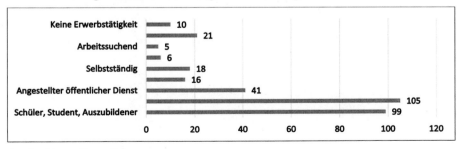

Quelle: Eigene Darstellung

4.4: Verteilung des Haushaltsnettoeinkommens der Stichprobe

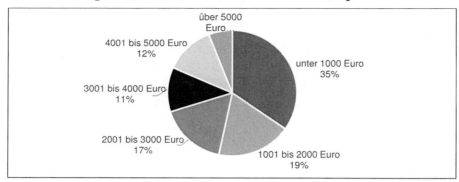

Quelle: Eigene Darstellung

4.5: Verteilung des höchsten Schulabschlusses der Stichprobe

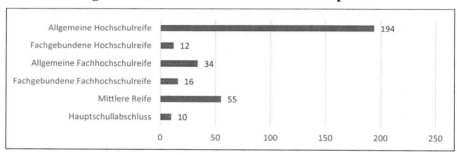

Quelle: Eigene Darstellung

4.6: Verteilung der höchsten Berufsqualifikation der Stichprobe

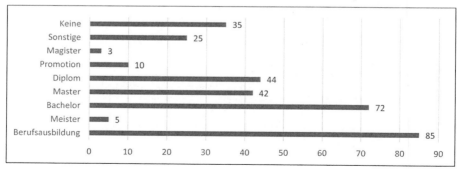

Quelle: Eigene Darstellung

4.7: Verteilung der Staatszugehörigkeit der Stichprobe

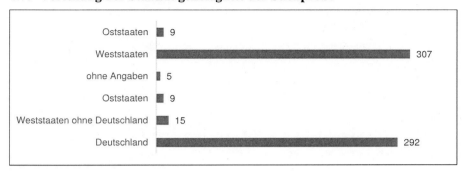

Quelle: Eigene Darstellung

4.8: Tätigkeit im Gesundheitswesen

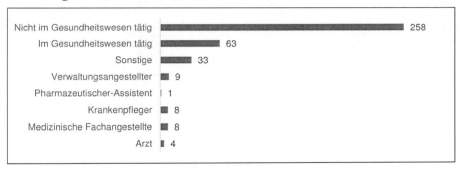

Quelle: Eigene Darstellung

Anhang 5:   Ergebnisse des MSA-Wert und Bartlett-Test

Faktor	MSA	Bartlett-Test
Kooperationsbereitschaft des Arztes (4 Indikatoren)	,840	Chi-Quadrat: 798,328 Sig.: 0,000
Kommunikationsbereitschaft des Arztes (4 Indikatoren)	,845	Chi-Quadrat: 1034,506 Sig.: 0,000
Wahrgenommene Komplexität (4 Indikatoren)	,666	Chi-Quadrat: 462,645 Sig.: 0,000
Vertrauen gegenüber dem Arzt (5 Indikatoren)	,853	Chi-Quadrat: 1208,121 Sig.: 0,000
Interne Kontrollüberzeugung (4 Indikatoren)	,695	Chi-Quadrat: 231,005 Sig.: 0,000
Externe Kontrollüberzeugung durch mächtige Dritte (4 Indikatoren)	,625	Chi-Quadrat: 154,647 Sig.: 0,000
Externe Kontrollüberzeugung durch Glück (4 Indikatoren)	,688	Chi-Quadrat: 221,168 Sig.: 0,000
Involvement (6 Indikatoren)	,812	Chi-Quadrat: 1572,683 Sig.: 0,000
Unsicherheit (4 Indikatoren)	,705	Chi-Quadrat: 259,900 Sig.: 0,000
Positive Emotionen (5 Indikatoren)	,688	Chi-Quadrat: 394,488 Sig.: 0,000
Negative Emotionen (12 Indikatoren)	,892	Chi-Quadrat: 1888,729 Sig.: 0,000
Unterstützung persönliches Umfeld (4 Indikatoren)	,700	Chi-Quadrat: 389,068 Sig.: 0,000
Medizinisches Wissen (4 Indikatoren)	,743	Chi-Quadrat: 732,954 Sig.: 0,000
Wahrgenommener Beteiligungsaufwand (4 Indikatoren)	,843	Chi-Quadrat: 1292,646 Sig.: 0,000
Stressempfinden (4 Indikatoren)	,719	Chi-Quadrat: 568,466 Sig.: 0,000
Integrationsverhalten (7 Indikatoren)	,749	Chi-Quadrat: 553,864 Sig.: 0,000
Patientenzufriedenheit (5 Indikatoren)	,866	Chi-Quadrat: 1568,196 Sig.: 0,000
Behandlungsqualität (4 Indikatoren)	,851	Chi-Quadrat: 1102,343 Sig.: 0,000

Quelle: Eigene Darstellung

Anhang 6: Überprüfung der Faktoren durch Gütekriterien der ersten Generation

6.1: Ergebnisse der Reliabilitäts- und Validitätsprüfung erster Generation

Faktor	Indikator	Faktorladung (≥0,5)	Erklärte Varianz (≥50 %)	Cronbachs Alpha (≥0,7)
Kooperationsbereitschaft des Arztes	Koop1	0,885	77,19 %	0,901
	Koop2	0,849		
	Koop3	0,910		
	Koop4	0,869		
Kommunikationsbereitschaft des Arztes	Komm1	0,864	81,99 %	0,926
	Komm2	0,939		
	Komm3	0,916		
	Komm4	0,902		
Wahrgenommene Komplexität	Komplex1	0,804	60,61 %	0,780
	Komplex2	0,859		
	Komplex3	0,678		
	Komplex4	0,763		
Vertrauen gegenüber dem Arzt	Vert1	0,880	73,42 %	0,907
	Vert2	0,914		
	Vert3	0,730		
	Vert4	0,818		
	Vert5	0,927		
Interne Kontrollüberzeugung	IHLC1	0,521	52,07 %	0,679
	IHLC2	0,719		
	IHLC3	0,776		
	IHLC4	0,832		
Externe Kontrollüberzeugung durch mächtige Dritte	PHLC1	0,590	46,50 %	0,595
	PHLC2	0,722		
	PHLC3	0,729		
	PHLC4	0,677		
Externe Kontrollüberzeugung durch Glück	CHLC1	0,784	51,36 %	0,673
	CHLC2	0,798		
	CHLC3	0,755		
	CHLC4	0,483		
Involvement	Inv1	0,870	66,68 %	0,889
	Inv2	0,880		
	Inv3	0,887		
	Inv4	0,739		
	Inv5	0,792		

	Inv6	0,713		
Unsicherheit	Uns1	0,676	54,18 %	0,714
	Uns2	0,806		
	Uns3	0,650		
	Uns4	0,798		
Positive Emotionen	pEmo1	0,558	48,94 %	0,736
	pEmo2	0,773		
	pEmo3	0,742		
	pEmo4	0,728		
	pEmo5	0,677		
Unterstützung persönliches Umfeld	UpU1	0,731	60,41 %	0,776
	UpU2	0,727		
	UpU3	0,878		
	UpU4	0,764		
Medizinisches Wissen	MedW1	0,912	69,23 %	0,848
	MedW2	0,916		
	MedW3	0,745		
	MedW4	0,737		
Wahrgenommener Beteiligungs-aufwand	Aufw1	0,915	86,33 %	0,947
	Aufw2	0,943		
	Aufw3	0,910		
	Aufw4	0,947		
Stressempfinden	Stress1	0,301	62,28 %	0,761
	Stress2	0,891		
	Stress3	0,929		
	Stress4	0,862		
Patientenzufriedenheit	PatZu1	0,907	79,83 %	0,930
	PatZu2	0,874		
	PatZu3	0,801		
	PatZu4	0,924		
	PatZu5	0,954		
Behandlungsqualität	BehQ1	0,940	83,26 %	0,933
	BehQ2	0,928		
	BehQ3	0,876		
	BehQ4	0,905		

Quelle: Eigene Darstellung

Die Ergebnisse der explorativen Faktorenanalyse zeigen, dass zwei Indikatoren nicht die geforderte Faktorladung aufweisen. Hierzu wird in der Literatur empfohlen, bei einer zu geringen Konvergenzvalidität infolge zu geringer Faktorladungen, den Indikator mit der geringsten Faktorladung zu entfernen.[328] Zum einen liegt die Faktorladung des vierten Indikators der externen Kontrollüberzeugung durch Glück mit 0,483 unter den geforderten 0,5. In Abschnitt 4.2 wurde allerdings bereits darauf hingewiesen, dass die beiden Faktoren der externen Kontrollüberzeugung nur aus Sicherheitsgründen gemessen wurden, falls die wichtigere interne Kontrollüberzeugung keine brauchbaren Ergebnisse liefert. Da dies der Tabelle (Anhang 6.1) nach nicht der Fall ist, werden zunächst die beiden Faktoren der externen Kontrollüberzeugung aus dem weiteren Vorgehen ausgeschlossen, da auch ihre Alpha-Werte unter dem geforderten Mindestmaß liegen. Zum anderen besitzt der erste Indikator des Stressempfindens, „Eine aktive Beteiligung an meiner medizinischen Versorgung bedarf meiner vollen Aufmerksamkeit und Konzentration" eine zu geringe Faktorladung (0,301). Zurückzuführen ist dies darauf, dass die verwendeten Begriffe Aufmerksamkeit und Konzentration keine eindeutige Verbindung zu dem persönlichen Stressempfinden hervorrufen, sondern eher mit dem wahrgenommenen Aufwand in Einklang stehen. Da auch in diesem Fall der erste Indikator derjenige mit der geringsten Faktorladung ist, und sich nach dessen Eliminierung das Cronbachsche Alpha für das Stressempfinden von 0,761 auf 0,884 verbessert, wird das zugehörige Messmodell fortan als ein drei Item umfassendes Modell berücksichtigt.

Ebenso entspricht auch das Cronbachsche Alpha der internen Kontrollüberzeugung nicht der geforderten Mindestgröße. Dies liegt an der relativ niedrigen Item-to-Total-Korrelation des ersten Indikators, welcher aufgrund seiner Formulierung, „Wenn ich krank werde, ist das mein eigenes Verschulden", wahrscheinlich zu Ungewissheiten und Verwirrungen bei den Probanden geführt hat. Wird dieser Indikator eliminiert, verbessert sich das Cronbachsche Alpha der internen Kontrollüberzeugung von 0,679 auf 0,716 und erreicht damit das geforderte Mindestmaß. Dies zeigt, dass der erste Indikator der internen Kontrollüberzeugung, nicht nützlich ist und daher im weiteren Verlauf der Untersuchung nicht weiter berücksichtigt wird.

Die etwas zu geringe erklärte Varianz der positiven Emotionen wird ebenfalls durch die Eliminierung des ersten Indikators „begeistert" angepasst, da dieser die geringste Faktorladung aufweist. Dies liegt daran, dass während einer Behandlung

---

[328] Vgl. *CHURCHILL* (1979), S. 65ff.

in der Regel keine Begeisterungsfaktoren vorzufinden sind, sondern diese vielmehr durch Hygiene- und Leistungsfaktoren geprägt ist.[329] Daher ist das Adjektiv „begeistert" für den Bereich der medizinischen Versorgung kein passender Ausdruck und wird aus der weiteren Untersuchung ausgeschlossen, sodass der Faktor der positiven Emotionen weiterhin als vier Item-umfassendes Messmodell berücksichtigt wird. Hierdurch steigt die erklärte Varianz von 48,94 % auf 55,93 % und übersteigt somit den notwendigen Mindestwert.

Eine aufkommende Besonderheit sind die Mehrkomponenten-Lösungen der Konstrukte Integrationsverhalten und negative Emotionen, das heißt die untersuchten Konstrukte bestehen jeweils aus mehreren Komponenten. Dementsprechend laden die zugeordneten Indikatoren unterschiedlich stark auf verschiedene Ausprägungen des Faktors, und somit nicht ausreichend hoch genug auf nur eine Hauptkomponente.

Für das Konstrukt des Integrationsverhaltens ergibt sich aus der Reliabilitäts- und Validitätsprüfung eine Zweikomponenten-Ausprägung, welche im Folgenden grafisch dargestellt wird (Anhang 6.2).

6.2 Reliabilitäts- und Validitätsprüfung des Konstruktes des Integrationsverhaltens.

Faktor	Integrationsverhalten		Erklärte Varianz (≥50 %)		Cronbachs Alpha (≥0,7)
	Komponente		Komponente		
Indikator	1	2	1	2	
IntV1	0,278	0,687			
IntV2	-0,048	0,873			
IntV3	0,524	0,100			
IntV4	0,366	0,535	41,68 %	15,38 %	0,743
IntV5	0,679	0,420			
IntV6 (r)	0,816	0,150			
IntV7 (r)	0,801	0,099			

Quelle: Eigene Darstellung

---

[329] Vgl. *HERZBERG/MAUSNER/SNYDERMAN* (1959), S. 113ff.

Da allerdings der Kern der vorliegenden Arbeit in der Erforschung der Determinanten der Patientenintegration liegt und nicht in der Tiefe des Integrationsverhaltens, wird eine einfaktorielle Überprüfung als ausreichend angesehen. Hierzu wird, wie bereits mehrfach durchgeführt, das Item mit der niedrigsten Faktorladung auf die Hauptkomponente des Faktors (entspricht der Komponente, die die meisten ausreichenden Faktorladungen aufweisen kann und den höchsten Anteil der Varianz erklärt) aus dem Messmodell eliminiert. Im vorliegenden Fall lädt der zweite Indikator mit dem geringsten Wert von -0,048 auf die Hauptkomponente, sodass dieser aus dem Messmodell entfernt wird. Begründet wird diese Eliminierung darin, dass das Item „Ich diskutiere gerne mit meinem Arzt über meine Erkrankung und deren Behandlung" schlecht formuliert ist, da etwas gerne zu machen aufgrund des engen Zusammenhanges von Krankheit und Tod, sowie der ausgeprägten Unsicherheit während einer Behandlung, sich gegen die menschliche Natur stellt und somit nicht das Integrationsverhalten im Sinne dieser Arbeit misst. Durch das Entfernen dieses Items entsteht einerseits für das Konstrukt des Integrationsverhaltens eine einfaktorielle Lösung, andererseits erhöht sich der Wert des Cronbachschen Alphas von 0,743 auf 0,750 und die erklärte Varianz nimmt einen Wert von 45,89 % an. Da dieser Wert unter den geforderten 50 % liegt, sind weitere Anpassungen notwendig. Nach der zweiten Überprüfung besitzt der dritte Indikator, „Ich halte mich strikt an die vorgegebenen Behandlungsprinzipien meines Arztes" die geringste Faktorladung (0,516). Dieser misst nicht den gewollten Umfang des complienten Verhaltens des Patienten, da der Begriff „Behandlungsprinzipien" nicht als die Anweisungen des Arztes, sondern vielmehr als die Art und Weise der Behandlungsdurchführung durch den Arzt von den Probanden verstanden wurde. Zudem wird die Erhebung der Compliance über den fünften Indikator („Ich habe alles gegeben um ein gutes Behandlungsergebnis zu erreichen") mit abgedeckt, sodass der dritte Indikator des Integrationsverhaltens ebenfalls aus der weiteren Untersuchung ausgeschlossen wird. Infolgedessen steigt die erklärte Varianz auf 51,35 % und Das Cronbachsche Alpha erhöht sich auf 0,755. Somit wird der Faktor des Integrationsverhaltens im weiteren Verlauf als ein fünf Items umfassendes Messmodell dargestellt.

Der Faktor der negativen Emotionen ergibt infolge der Reliabilitäts- und Validitätsprüfung ebenfalls eine Mehrkomponenten-Lösung, welche in Anhang 6.3 ersichtlich ist. Das heißt die gewählten Indikatoren laden auf drei unterschiedliche Komponenten des Konstruktes. Die erste Komponente stellt die Hauptkomponente dar, da hierauf acht der 12 vorhandenen Indikatoren ausreichend hoch laden. Da diese Anzahl an Items für eine Untersuchung der negativen Emotionen ausreicht, werden die Indikatoren zwei, sechs, sieben und acht aus dem Messmodell entfernt, da diese keine ausreichend hohe Faktorladung auf die Hauptkomponente aufweisen. Zudem wird die Eliminierung damit bestätigt, dass die dahinter liegenden Adjektive „verärgert", „schuldig", „gereizt" und „beschämt" keinen ausgeprägten Zusammenhang zu der Gefühlslage eines Patienten während der medizinischen Versorgung darstellen. Hieraus ergibt sich für das Konstrukt der negativen Emotionen ebenfalls eine einfaktorielle Lösung mit einem acht Items umfassenden Messmodell. Zudem wird der Wert der erklärten Varianz auf einen akzeptablen Wert von 61,06 % gesteigert.

6.3: Reliabilitäts- und Validitätsprüfung des Konstrukts der negativen Emotionen

Faktor	Negative Emotionen			Erklärte Varianz ($\geq$50 %)			Cronbachs Alpha ($>$0,7)
	Komponente			Komponente			
Indikator	1	2	3	1	2	3	
nEmo1	0,826	-0,069	0,197				
nEmo2	0,133	0,891	0,105				
nEmo3	0,616	0,285	-0,047				
nEmo4	0,735	0,179	0,166				
nEmo5	0,811	0,017	0,138				
nEmo6	0,083	0,107	0,867				
nEmo7	0,198	0,875	0,154	46,49 %	12,39 %	9,06 %	0,894
nEmo8	0,314	0,142	0,755				
nEmo9	0,642	0,277	0,186				
nEmo10	0,767	0,141	0,217				
nEmo11	0,792	0,176	0,140				
nEmo12	0,827	0,158	0,099				

Quelle: Eigene Darstellung

Anhang 7: Reliabilitäts- und Validitätsprüfung der ersten Generation mit Anpassungen

Faktor	Indikator	Faktorladung (≥0,5)	Erklärte Varianz (≥50 %)	Cronbachs Alpha (≥0,7)
Kooperationsbereitschaft des Arztes	Koop1	0,885	77,19 %	0,901
	Koop2	0,849		
	Koop3	0,910		
	Koop4	0,869		
Kommunikationsbereitschaft des Arztes	Komm1	0,864	81,99 %	0,926
	Komm2	0,939		
	Komm3	0,916		
	Komm4	0,902		
Wahrgenommene Komplexität	Komplex1	0,804	60,61 %	0,780
	Komplex2	0,859		
	Komplex3	0,678		
	Komplex4	0,763		
Vertrauen gegenüber dem Arzt	Vert1	0,880	73,42 %	0,907
	Vert2	0,914		
	Vert3	0,730		
	Vert4	0,818		
	Vert5	0,927		
Interne Kontrollüberzeugung	IHLC2	0,733	64,03 %	0,716
	IHLC3	0,813		
	IHLC4	0,850		
Involvement	Inv1	0,870	66,68 %	0,889
	Inv2	0,880		
	Inv3	0,887		
	Inv4	0,739		
	Inv5	0,792		
	Inv6	0,713		
Unsicherheit	Uns1	0,676	54,18 %	0,714
	Uns2	0,806		
	Uns3	0,650		
	Uns4	0,798		
Positive Emotionen	pEmo2	0,792	55,93 %	0,731
	pEmo3	0,785		
	pEmo4	0,731		
	pEmo5	0,677		
Negative Emotionen	nEmo1	0,818	61,06 %	0,909
	nEmo3	0,640		

	nEmo4	0,775		
	nEmo5	0,806		
	nEmo9	0,714		
	nEmo10	0,809		
	nEmo11	0,822		
	nEmo12	0,846		
Unterstützung persönliches Umfeld	UpU1	0,731	60,41 %	0,776
	UpU2	0,727		
	UpU3	0,878		
	UpU4	0,764		
Medizinisches Wissen	MedW1	0,912	69,23 %	0,848
	MedW2	0,916		
	MedW3	0,745		
	MedW4	0,737		
Wahrgenommener Beteiligungs-aufwand	Aufw1	0,915	86,33 %	0,947
	Aufw2	0,943		
	Aufw3	0,910		
	Aufw4	0,947		
Stressempfinden	Stress2	0,890	81,16 %	0,884
	Stress3	0,933		
	Stress4	0,879		
Integrationsverhalten	IntV1	0,587	51,35 %	0,755
	IntV4	0,621		
	IntV5	0,783		
	IntV6	0,791		
	IntV7	0,774		
Patientenzufriedenheit	PatZu1	0,907	79,83 %	0,930
	PatZu2	0,874		
	PatZu3	0,801		
	PatZu4	0,924		
	PatZu5	0,954		
Behandlungsqualität	BehQ1	0,940	83,26 %	0,933
	BehQ2	0,928		
	BehQ3	0,876		
	BehQ4	0,905		

Quelle: Eigene Darstellung

Anhang 8: Überprüfung der Faktoren durch Gütekriterien der zweiten Generation

Faktor	Indikator	IR (≥0,4)	FR (≥0,6)	DEV (≥0,5)	χ²/df (≤3)	CFI (≥0,9)	AGFI (≥0,9)	RMSEA (≤0,07)
Kooperationsbereitschaft	Koop1	0,70	0,90	0,70	2,120	0,997	0,969	0,059
	Koop2	0,61						
	Koop3	0,80						
	Koop4	0,67						
Kommunikationsbereit-schaft	Komm1	0,65	0,93	0,76	4,956	0,992	0,920	0,111
	Komm2	0,87						
	Komm3	0,79						
	Komm4	0,74						
Wahrgenommene Komple-xität	Komplex1	0,65	0,78	0,49	2,399	0,992	0,960	0,067
	Komplex2	0,85						
	Komplex3	0,18						
	Komplex4	0,28						
Vertrauen gegenüber dem Arzt	Vert1	0,79	0,91	0,67	12,335	0,953	0,755	0,188
	Vert2	0,86						
	Vert3	0,37						
	Vert4	0,53						
	Vert5	0,82						
Involvement	Inv1	0,90	0,89	0,58	33,766	0,812	0,448	0,320
	Inv2	0,92						
	Inv3	0,74						
	Inv4	0,27						
	Inv5	0,32						
	Inv6	0,32						
Unsicherheit	Uns1	0,30	0,72	0,40	7,965	0,945	0,871	0,148
	Uns2	0,56						
	Uns3	0,25						
	Uns4	0,50						
Positive Emotionen	pEmo2	0,65	0,73	0,42	30,749	0,824	0,577	0,305
	pEmo3	0,63						
	pEmo4	0,23						
	pEmo5	0,18						
Negative Emotionen	nEmo1	0,62	0,91	0,56	3,752	0,961	0,904	0,093

	nEmo3	0,32						
	nEmo4	0,53						
	nEmo5	0,59						
	nEmo9	0,43						
	nEmo10	0,61						
	nEmo11	0,66						
	nEmo12	0,70						
Unterstützung persönliches Umfeld	UpU1	0,29	0,79	0,49	9,218	0,957	0,874	0,160
	UpU2	0,37						
	UpU3	0,86						
	UpU4	0,44						
Medizinisches Wissen	MedW1	0,87	0,86	0,61	2,946	0,995	0,955	0,078
	MedW2	0,89						
	MedW3	0,35						
	MedW4	0,34						
Wahrgenommener Beteiligungsaufwand	Aufw1	0,78	0,95	0,82	18,201	0,973	0,707	0,232
	Aufw2	0,86						
	Aufw3	0,77						
	Aufw4	0,87						
Integrationsverhalten	IntV1	0,18	0,76	0,40	7,276	0,921	0,855	0,140
	IntV4	0,21						
	IntV5	0,42						
	IntV6 (r)	0,62						
	IntV7 (r)	0,57						
Patientenzufriedenheit	PatZu1	0,76	0,94	0,75	6,414	0,983	0,878	0,130
	PatZu2	0,64						
	PatZu3	0,48						
	PatZu4	0,88						
	PatZu5	0,97						
Behandlungsqualität	BehQ1	0,88	0,93	0,78	2,174	0,998	0,966	0,061
	BehQ2	0,84						
	BehQ3	0,65						
	BehQ4	0,73						

Quelle: Eigene Darstellung

Die Auswertung der konfirmatorischen Faktorenanalyse (Anhang 8) zeigt, dass die Werte des Konstruktes der Kommunikationsbereitschaft des Arztes über den geforderten Grenzwerten liegen ((χ^2/df=4,956 > 3) und (RMSEA=0,111>0,07)). In Abschnitt 4.2 wird allerdings bereits darauf hingewiesen, dass die Kommunikationsbereitschaft nur gemessen wird, um bei schlechten Ergebnissen der Kooperationsbereitschaft des Arztes darauf auszuweichen. Da das Konstrukt der Kooperationsbereitschaft auch den Gütekriterien der zweiten Generation standhält, wird das inhaltlich sehr ähnliche Konstrukt der Kommunikationsbereitschaft aus dem Untersuchungsmodell entfernt, um darüber hinaus einer aufkommenden Problematik in der Diskriminanzvaliditätsprüfung vorzubeugen.

Das Konstrukt der wahrgenommenen Komplexität besitzt zum einen eine zu niedrige DEV (0,49), zum anderen können für die Indikatoren drei (Komplex3) und vier (Komplex4) keine ausreichende IR nachgewiesen werden, infolgedessen diese beiden Items aus dem Messmodell entfernt werden wodurch sich ein zwei Items umfassendes Messmodell ergibt. Da AMOS zur weiteren Berechnung keine Werte liefert, wird die Güteprüfung zurückgestellt und später erneut aufgegriffen.

Das Vertrauen gegenüber dem Arzt zeigt gleich mehrere Fehlerwerte an. Zum einen ist die IR des dritten Indikators (Vert3) zu niedrig, zum anderen erfüllen die errechneten Werte des Chi-Quadrat-Tests (12,335), des AGFI (0,755) und des RMSEA (0,188) nicht die gewünschten Ergebnisse. Wird infolge der zu niedrigen IR der dritte Indikator eliminiert, passen sich die restlichen Fehlerwerte zwar an (χ^2/df=11,698; AGFI=0,823; RMSEA=0,183), erreichen jedoch noch immer nicht die geforderten Maße, obwohl alle Indikatoren nach dieser ersten Prüfung die Anforderungen der IR erfüllen. Da der neue dritte Indikator (Vert4) allerdings stark mit den Indikatoren eins (Vert1) und vier (Vert5) korreliert, das heißt diese eine starke Ähnlichkeit aufweisen, wird dieser ebenfalls aus dem Messmodell entfernt. Das resultierende drei Items umfassende Messmodell kann somit an dieser Stelle nicht weiter untersucht werden und wird im weiteren Verlauf nochmals aufgegriffen.

Für das Konstrukt Involvement zeigen sich infolge der konfirmatorischen Faktorenanalyse keine zufriedenstellenden Werte für χ^2/df (33,766), CFI (0,812), AGFI (0,448) sowie RMSEA (0,320). Zudem sind die IR für die Indikatoren vier (Inv4), fünf (Inv5) und sechs (Inv6) nicht ausreichend, sodass in einem ersten Schritt diese aus dem Messmodell eliminiert werden. Die drei übrigen Indikatoren können so nicht weiter untersucht werden, und müssen später einer gesonderten Bemessung unterzogen werden.

Die Messung der positiven Emotionen erfüllt bis auf die FR keine der Gütekriterien der zweiten Generation. Zudem weisen zwei der vier Indikatoren (pEmo4 und pEmo5) keine ausreichende IR auf, sodass nach dem Ermessen der Autorin dieses Konstrukt vollständig aus dem weiteren Messverfahren entfernt wird. Begründet wird diese Entscheidung damit, dass für den Kontext der Arbeit die negativen Emotionen den relevanten Aspekt darstellen, da die medizinische Versorgung als negative Dienstleistung angesehen wird und somit das Auftreten von positiven Emotionen eher einer Ausnahme entspricht.

Die negativen Emotionen zeigen infolge der komfirmatorischen Faktorenanalyse lediglich eine knappe Abweichung des χ^2/df-Wertes (3,752) sowie des RMSEA (0,093). Da der zweite Indikator (nEmo3) eine zu geringe IR aufweist, wird das Messmodell um diesen bereinigt. Da eine weitere Überprüfung noch immer keine zufriedenstellenden Werte liefert, werden zwischen den Fehlertermen der Indikatoren eins (nEmo1) und drei (nEmo5) sowie zwei (nEmo4) und sechs (nEmo11) Kovarianzen zugelassen. Infolgedessen sinken der χ^2/df-Wert auf 1,894 sowie der RMSEA auf 0,059, sodass diese nun akzeptable Werte darstellen und das Messmodell als sieben Items umfassendes Modell sämtliche gemessene Gütekriterien erfüllt. Die erfolgreiche Messung des Konstruktes der negativen Emotionen bestätigt darüber hinaus nochmals die Entscheidung der Eliminierung des Konstruktes der positiven Emotionen.

Für das Konstrukt der Unterstützung des persönlichen Umfeldes ergeben sich aus der konfirmatorischen Faktorenanalyse keine akzeptablen Werte, denn bis auf die FR (0,79) und den CFI (0,957) entsprechen die Ergebnisse nicht den geforderten Gütemaßen. Zurückführen ist dies auf die zu geringen IR der Indikatoren eins (UpU1=0,29) und zwei (UpU2=0,37), sowie die knappe Lösung des dritten Indikators (UpU3=0,44). Infolgedessen wird auch an dieser Stelle nach dem Ermessen der Autorin entschieden, das Konstrukt der Unterstützung des persönlichen Umfelds aus dem gesamten Untersuchungsmodell zu entfernen. Begründet wird diese Entscheidung damit, dass die Unterstützung des persönlichen Umfeldes, wie bereits in Abschnitt 3.3.3.6 angedeutet, zwar das Integrationsverhalten des Patienten beeinflusst aber nicht im eigentlichen Sinne des Arzt-Patienten-Kontakts.

Das medizinische Wissen des Patienten ergibt eine zu geringe IR für den dritten (MedW3) und vierten (MedW4) Indikator, infolgedessen auch der RMSEA-Wert mit 0,078 etwas zu hoch ist. Daher werden die beiden letzten Indikatoren des Messmodells entfernt, sodass ein zwei Items umfassendes Konstrukt bleibt. Da dieses hier nicht weiter geprüft werden kann, wird auch hierauf im weiteren Verlauf nochmals eingegangen.

Bei dem Konstrukt des erwarteten Beteiligungsaufwands zeigen sich Werte für χ^2/df (18,201), AGFI (0,707) und RMSEA (0,232). Diese werden angepasst, indem zwischen den Indikatoren eins (Aufw1) und zwei (Aufw2) herrschende Kovarianzen freigegeben werden, wodurch sich akzeptable Werte ergeben (χ^2/df=0,265; AGFI=0,996; RMSEA=0,000).

Das Integrationsverhalten liefert nach der konfirmatorischen Faktorenanalyse ebenfalls zu geringe IR für die Indikatoren eins (IntV1=0,18) und zwei (IntV4=0,21), welche zudem für die großen Fehlerwerte der restlichen Gütekriterien verantwortlich sind. Ihre Eliminierung führt zu einem drei Items umfassenden Messmodell, welches an dieser Stelle nicht weiter geprüft werden kann, sondern später noch einmal aufgegriffen wird.

Die konfirmatorische Faktorenanalyse liefert für das Konstrukt der Patientenzufriedenheit Fehlerwerte bei den Messungen χ^2/df (6,414), AGFI (0,878) sowie RMSEA (0,130). Um eine akzeptable Lösung für das Messmodell zu erhalten, werden die Kovarianzen zwischen den Indikatoren eins (PatZu1) und drei (PatZu3) sowie zwischen den Indikatoren zwei (PatZu2) und drei (PatZu3) freigegeben. Dadurch sinken der χ^2/df (1,838) und der RMSEA (0,051) auf ein passendes Niveau, und der AGFI (0,967) wird auf einen passenden Wert erhöht.

Im Folgenden wird nun auf die restlichen Faktoren eingegangen, für welche entweder bereits die explorative Faktorenanalyse oder der Verlauf der konfirmatorischen Faktorenanalyse eine Reduzierung der Items auf maximal drei gefordert hat. Diese Messmodelle müssen gemeinsam als zusammengestellte Modelle in der konfirmatorischen Faktorenanalyse untersucht werden, da somit zusätzliche Freiheitsgrade innerhalb der Messung entstehen, die AMOS benötigt, um Ergebnisse ermitteln zu können.

Für die Konstrukte der wahrgenommenen Komplexität sowie das Vertrauen gegenüber dem Arzt erforderte die konfirmatorische Faktorenanalyse eine Anpassung der Items auf zwei bzw. drei Indikatoren. Werden die beiden Faktoren als zusammengestelltes Messmodell, das heißt mit zugelassenen Kovarianzen zwischen den beiden Faktoren, mit AMOS überprüft, zeigt sich, dass sämtliche Werte der Gütekriterien akzeptable Werte aufweisen. Somit wird einerseits die DEV der wahrgenommenen Komplexität auf 0,75 erhöht, andererseits ergeben χ^2/df mit

1,182, AGFI mit 0,978 und RMSEA mit 0,024 auch akzeptable Werte für das Konstrukt des Vertrauens gegenüber dem Arzt aus.

Das nach der konfirmatorischen Faktorenanalyse angepasste Konstrukt der Unsicherheit mit zwei Items wird zur Überprüfung der Gütekriterien der zweiten Generation gemeinsam mit dem aus der explorativen Faktorenanalyse entstehenden drei Items umfassenden Messmodell des Stressempfindens und des drei Items umfassenden Messmodell der internen Kontrollüberzeugung untersucht. Für das Konstrukt der internen Kontrollüberzeugung ergibt sich hierdurch eine zu geringe IR des ersten Indikators (IHLC2) mit 0,29. Eine Eliminierung dieses Indikators und eine daraufhin erneute Überprüfung als zusammengefasstes Messmodell bringt keine konvergierte Lösung, da die Fehlertermvarianz des dritten Indikators (IHLC3) einen negativen Wert ergibt. Daraufhin wird dieser Indikator ebenfalls eliminiert, infolgedessen der Faktor der internen Kontrollüberzeugung anhand dem letzten Indikator (IHLC4: „Es hängt hauptsächlich von meinem Engagement ab, ob ich gesund werde oder gesund bleibe") gemessen wird. Zudem wird dieses Item als Hauptindikator des Konstruktes der internen Kontrollüberzeugung angesehen, sodass die interne Kontrollüberzeugung als Single-Item für weitere Messung problemlos angewendet werden kann.

Die beiden anderen Faktoren der Unsicherheit und des Stressempfindens werden daraufhin gemeinsam einer erneuten Überprüfung unterzogen. Hierdurch kann gezeigt werden, dass das infolge der konfirmatorischen Faktorenanalyse des zusammengefassten Messmodells für beide Faktoren akzeptable Werte bei allen untersuchten Gütekriterien erlangt werden, sodass keine weiteren Anpassungen nötig sind.

Die Reduzierung der Items nach der ersten konfirmatorischen Faktorenanalyse bei den Faktoren Involvement, Medizinisches Wissen des Patienten und Integrationsverhalten des Patienten führt zu einer zweiten Überprüfung in Form eines zusammengefassten Messmodells, wobei die zwischen den Faktoren herrschenden Kovarianzen berücksichtigt werden. Die sich hieraus ergebenden Ergebnisse für den Faktor des Integrationsverhaltens zeigen eine zu geringe IR des ersten Indikators (IntV5=0,34), woraufhin dieser aus dem Messmodell entfernt wird. Eine erneute Prüfung ergibt für das zwei Item umfassende Konstrukt des Integrationsverhaltens einen angepassten DEV-Wert von 0,65. Darüber hinaus konnten der χ^2/df-Wert auf 2,191 und der RMSEA auf 0,061 gesenkt, sowie der AGFI auf 0,949 erhöht werden. Für das Konstrukt des medizinischen Wissens des Patienten kann nach der durchgeführten Eliminierung der DEV von 0,49 auf 0,89 gesteigert werden. Die

Reduzierung auf drei Indikatoren bei dem Konstrukt des Involvements schafft eine Verringerung des χ^2/df-Wertes auf 2,191 und des RMSEA auf 0,061, sowie eine Erhöhung des CFI auf 0,992 und des AGFI auf 0,949.

Anhang 9: Überprüfung der Faktoren durch Gütekriterien der zweiten Generation mit Anpassungen

9.1: Überprüfung der einfaktoriellen Messmodelle

Faktor	Indikator	IR (≥0,4)	FR (≥0,6)	DEV (≥0,5)	χ^2/df (≤3)	CFI (≥0,9)	AGFI (≥0,9)	RMSEA (≤0,07)
Kooperationsbereitschaft	Koop1	0,70	0,90	0,70	2,120	0,997	0,969	0,059
	Koop2	0,61						
	Koop3	0,80						
	Koop4	0,67						
Negative Emotionen	nEmo1	0,56	0,91	0,59	1,894	0,992	0,953	0,053
	nEmo4	0,56						
	nEmo5	0,54						
	nEmo9	0,40						
	nEmo10	0,60						
	nEmo11	0,71						
	nEmo12	0,73						
Wahrgenommener Beteiligungsaufwand	Aufw1	0,71	0,94	0,80	0,265	1,000	0,996	0,000
	Aufw2	0,80						
	Aufw3	0,79						
	Aufw4	0,92						
Patientenzufriedenheit	PatZu1	0,75	0,93	0,74	1,838	0,998	0,967	0,051
	PatZu2	0,63						
	PatZu3	0,47						
	PatZu4	0,87						
	PatZu5	0,98						
Behandlungsqualität	BehQ1	0,88	0,93	0,78	2,174	0,998	0,966	0,061
	BehQ2	0,84						
	BehQ3	0,65						
	BehQ4	0,73						

Quelle: Eigene Darstellung

9.2: Überprüfung der zusammengefassten Messmodelle

Konstrukt	Indikator	IR (≥0,4)	FR (≥0,6)	DEV (≥0,5)	χ²/df (≤3)	CFI (≥0,9)	AGFI (≥0,9)	RMSEA (≤0,07)
Wahrgenommene Komplexität	Komplex1	0,69	0,86	0,75				
	Komplex2	0,82						
Vertrauen gegenüber dem Arzt	Vert1	0,82			1,182	0,999	0,978	0,024
	Vert2	0,89	0,93	0,83				
	Vert5	0,77						
Unsicherheit	Uns2	0,56	0,68	0,52				
	Uns4	0,47						
Stressempfinden	Stress2	0,67			1,561	0,997	0,927	0,042
	Stress3	0,86	0,89	0,73				
	Stress4	0,64						
Involvement	Inv1	0,90						
	Inv2	0,94	0,95	0,85				
	Inv3	0,72						
Medizinisches Wissen	MedW1	0,97	0,94	0,89	2,191	0,992	0,949	0,061
	MedW2	0,81						
Integrationsverhalten	IntV6 (r)	0,53	0,79	0,65				
	IntV7 (r)	0,78						

Quelle: Eigene Darstellung

Anhang 10: Diskriminanzvaliditätsprüfung ohne Anpassung

	Faktor	1	2	3	4	5	6	7	8	9	10	11	12
1	MedW	,941											
2	Koop	,085	,836										
3	nEmo	,095	-,169	,766									
4	Aufw	-,024	-,128	,349	,900								
5	PatZu	,062	,605	-,308	-,190	,864							
6	BehQ	,041	,718	-,235	-,155	,875	,883						
7	Komplex	-,265	-,139	,098	,246	-,164	-,146	,883					
8	Vert	-,021	,649	-,227	-,132	,844	,924	-,107	,909				
9	Uns	-,085	-,406	,442	,479	-,593	-,542	,404	-,565	,717			
10	Stress	-,044	-,128	,382	,755	-,250	-,227	,285	-,184	,644	,852		
11	Inv	,304	,114	,026	-,092	,066	,127	-,024	,050	-,115	-,135	,923	
12	IntV	,187	,140	-,013	-,267	,165	,176	-,260	,130	-,361	-,324	,426	,804

Quelle: Eigene Darstellung

Anhang 11: Diskriminanzvaliditätsprüfung mit Anpassung

Faktor		1	2	3	4	5	7	8	9	10	11	12
1	MedW	,940										
2	Koop	,086	,836									
3	nEmo	,095	-,168	,766								
4	Aufw	-,024	-,129	,348	,900							
5	PatZu	,061	,602	-,308	-,189	,863						
7	Komplex	-,266	-,140	,099	,248	-,166	,881					
8	Vert	-,021	,646	-,227	-,133	,843	-,109	,909				
9	Uns	-,084	-,406	,443	,479	-,593	,407	-,565	,717			
10	Stress	-,044	-,127	,382	,755	-,249	,286	-,185	,644	,852		
11	Inv	,303	,115	,026	-,092	,067	-,022	,050	-,115	-,135	,923	
12	IntV	,187	,141	-,013	-,267	,165	-,262	,132	-,360	-,324	,426	,804

Quelle: Eigene Darstellung

Anhang 12: Untersuchungsmodell in tabellarischer Form

Faktor	Indikator	IR (≥0,4)	FR (≥0,6)	DEV (≥0,5)	χ^2/df (≤3)	CFI (≥0,9)	AGFI (≥0,9)	RMSEA (≤0,07)	α (≥0,7)
Kooperationsbereitschaft	Koop1	0,70	0,90	0,70	2,120	0,997	0,969	0,059	0,901
	Koop2	0,61							
	Koop3	0,80							
	Koop4	0,67							
Interne Kontrollüberzeugung	IHLC4	1,000	1,000	1,000	1,000	1,000	1,000	1,000	1,000
Negative Emotionen	nEmo1	0,56	0,91	0,59	1,894	0,992	0,953	0,053	0,909
	nEmo4	0,56							
	nEmo5	0,54							
	nEmo9	0,40							
	nEmo10	0,60							
	nEmo11	0,71							
	nEmo12	0,73							
Wahrgenommener Beteiligungsaufwand	Aufw1	0,71	0,94	0,80	0,265	1,000	0,996	0,000	0,947
	Aufw2	0,80							
	Aufw3	0,79							
	Aufw4	0,92							
Patientenzufriedenheit	PatZu1	0,75	0,93	0,74	1,838	0,998	0,967	0,051	0,930
	PatZu2	0,63							

	PatZu3	0,47							
	PatZu4	0,87							
	PatZu5	0,98							
Wahrgenommene Komplexität	Komplex1	0,69	0,86	0,75	1,182	0,999	0,978	0,024	0,958
	Komplex2	0,82							
Vertrauen gegenüber dem Arzt	Vert1	0,82	0,93	0,83	1,182	0,999	0,978	0,024	0,934
	Vert2	0,89							
	Vert5	0,77							
Unsicherheit	Uns2	0,56	0,68	0,52	1,561	0,997	0,927	0,042	0,679[330]
	Uns4	0,47							
Stressempfinden	Stress2	0,67	0,89	0,73	1,561	0,997	0,927	0,042	0,884
	Stress3	0,86							
	Stress4	0,64							
Involvement	Inv1	0,90	0,95	0,85	2,191	0,992	0,949	0,061	0,942
	Inv2	0,94							
	Inv3	0,72							
Medizinisches Wissen	MedW1	0,97	0,94	0,89	2,191	0,992	0,949	0,061	0,938
	MedW2	0,81							
Integrationsverhalten	IntV6 (r)	0,53	0,79	0,65	2,191	0,992	0,949	0,061	0,781
	IntV7 (r)	0,78							

Quelle: Eigene Darstellung

---

[330] Der Wert des Cronbachschen Alpha für das Konstrukt der Unsicherheit erreicht nicht das Mindestmaß der geforderten 0,7. Da allerdings die strengeren Gütekriterien der FR und der DEV gegeben sind, wird dieser Fehlerterm so hingenommen und für die weitere Untersuchung berücksichtigt.

Anhang 13: Hypothesenprüfung der direkten Effekte im Untersuchungs-
modell

Hypo-these	Wirkungsbeziehung	Stand. Pfadko-effizient	Unterst. Zusammenhang	Bestätigung
H_1	Kooperationsbereitschaft → Vertrauen ggü. Arzt	0,657***	+	ja
H_2	Kooperationsbereitschaft → Unsicherheit	-0,373***	-	ja
H_{3a}	Kooperationsbereitschaft → Negativen Emotionen	-0,007^{n.s}	-	nein
H_4	Kooperationsbereitschaft → Patientenzufriedenheit	0,103*	+	ja
H_5	Komplexität → Unsicherheit	0,372***	+	ja
H_6	Komplexität → Wahrgen. Aufwand	0,259***	+	ja
H_7	Vertrauen ggü. Arzt → Integrationsverhalten	0,006^{n.s}	-	nein
H_8	Vertrauen ggü. Arzt → Patientenzufriedenheit	0,769***	+	ja
H_9	Interne Kontrollüberzeugung → Integrationsverhalten	-0,162**	+	nein
H_{10}	Interne Kontrollüberzeugung → Involvement	0,153**	+	ja
H_{11}	Interne Kontrollüberzeugung → Unsicherheit	0,012^{n.s}	-	nein
H_{12}	Involvement → Integrationsverhalten	0,408***	+	ja
H_{13}	Unsicherheit → Stressempfinden	0,343***	+	ja
H_{14}	Unsicherheit → Integrationsverhalten	-0,304**	-	ja
H_{15a}	Unsicherheit → Negativen Emotionen	0,426***	+	ja
H_{16a}	Negative Emotionen → Stressempfinden	0,039^{n.s}	+	nein
H_{16b}	Negative Emotionen → Integrationsverhalten	0,169*	-	nein
H_{20}	Med. Wissen des Patienten → Unsicherheit	0,082^{n.s}	-	nein
H_{21}	Med. Wissen des Patienten → Interne Kontrollüberzeugung	-0,018^{n.s}	+	nein
H_{22}	Wahrgen. Aufwand → Integrationsverhalten	-0,114^{n.s}	-	nein
H_{23}	Wahrgen. Aufwand → Stressempfinden	0,660***	+	ja
H_{24}	Stressempfinden → Integrationsverhalten	-0,070^{n.s}	+	nein
H_{25}	Stressempfinden → Involvement	-0,136*	-	ja
H_{27}	Integrationsverhalten → Patientenzufriedenheit	0,059^{n.s}	+	nein

*** = signifikant auf 0,1 %-Niveau   * = signifikant auf 5 %-Niveau   n.s. =nicht signifikant

** = signifikant auf 1 %-Niveau

Quelle: Eigene Darstellung

Anhang 14: Gesamtübersicht der untersuchten Hypothesen

Hypo-these	Wirkungsbeziehung		Unterst. Zusam-menhang	Bestäti-gung
	Direkte Effekte (mit stand. Pfadkoeffizienten)			
H_1	Kooperationsbereitschaft → Vertrauen ggü. Arzt	0,657***	+	ja
H_2	Kooperationsbereitschaft → Unsicherheit	-0,373***	-	ja
H_{3a}	Kooperationsbereitschaft → Negativen Emotionen	$-0,007^{n.s}$	-	nein
H_{3b}	Kooperationsbereitschaft → Positive Emotionen	Keine Ergebnisse	+	×
H_4	Kooperationsbereitschaft → Patientenzufriedenheit	0,103*	+	ja
H_5	Komplexität → Unsicherheit	0,372***	+	ja
H_6	Komplexität → Wahrgen. Aufwand	0,259***	+	ja
H_7	Vertrauen ggü. Arzt → Integrationsverhalten	$0,006^{n.s}$	-	nein
H_8	Vertrauen ggü. Arzt → Patientenzufriedenheit	0,769***	+	ja
H_9	Interne Kontrollüberzeugung → Integrationsverhalten	-0,162**	+	nein
H_{10}	Interne Kontrollüberzeugung → Involvement	0,153**	+	ja
H_{11}	Interne Kontrollüberzeugung → Unsicherheit	$0,012^{n.s}$	-	nein
H_{12}	Involvement → Integrationsverhalten	0,408***	+	ja
H_{13}	Unsicherheit → Stressempfinden	0,343***	+	ja
H_{14}	Unsicherheit → Integrationsverhalten	-0,304**	-	ja
H_{15a}	Unsicherheit → Negativen Emotionen	0,426***	+	ja
H_{15b}	Unsicherheit → Positiven Emotionen	Keine Ergebnisse	-	×
H_{16a}	Negative Emotionen → Stressempfinden	$0,039^{n.s}$	+	nein
H_{16b}	Negative Emotionen → Integrationsverhalten	0,169*	-	nein
H_{17a}	Positive Emotionen → Stressempfinden	Keine Ergebnisse	+	×
H_{17b}	Positive Emotionen → Integrationsverhalten	Keine Ergebnisse	-	×
H_{18}	Unterstützung persönliches Umfeld → Unsicherheit	Keine Ergebnisse	-	×
H_{19}	Unterstützung persönliches Umfeld → Wahrgen. Aufwand	Keine Ergebnisse	-	×
H_{20}	Med. Wissen des Patienten → Unsicherheit	$0,082^{n.s}$	-	nein
H_{21}	Med. Wissen des Patienten → Interne Kontrollüberzeugung	$-0,018^{n.s}$	+	nein

H22	Wahrgen. Aufwand → Integrationsverhalten	$-0{,}114^{n.s}$	-	nein
H23	Wahrgen. Aufwand → Stressempfinden	$0{,}660^{***}$	+	ja
H24	Stressempfinden → Integrationsverhalten	$-0{,}070^{n.s}$	+	nein
H25	Stressempfinden → Involvement	$-0{,}136^{*}$	-	ja
H26	Integrationsverhalten → Behandlungsqualität	Keine Ergebnisse	-	×
H27	Integrationsverhalten → Patientenzufriedenheit	$0{,}059^{n.s}$	+	nein
Moderierende Effekte Krankheitsbild (mit z-Wert)				
H28	Unsicherheit → Stressempfinden	$-2{,}555^{**}$	-	nein
H29	Komplexität → wahrgen. Aufwand	$2{,}104^{**}$	-	ja
H30	Negative Emotionen → Integrationsverhalten	$2{,}846^{***}$	-	ja
H31	Integrationsverhalten → Patientenzufriedenheit	$-3{,}340^{***}$	+	ja

*** = signifikant auf 0,1 %-Niveau   * = signifikant auf 5 %-Niveau   n.s. =nicht signifikant

** = signifikant auf 1 %-Niveau

Quelle: Eigene Darstellung

Literaturverzeichnis

ABUSABHA, R./ACHTERBERG, C.: Review of Self-Efficacy and Locus of Control for Nutrition- and Health-Related Behavior, in: Journal oft he American Dietetic Association, Vol. 97 Issue 19 (1997), S. 1122-1132.

AD HOC COMMITTEE ON HEALTH LITERACY FOR THE COUNCIL ON SCIENTIFIC AFFAIRS: Health Literacy – Report oft he Council on Scientific Affairs, in: Journal oft he American Medical Association, Vol. 281 Issue 6 (1999), S. 552-557.

ANGELMAR, R./BERMAN, P.C.: Patient Empowerment and Efficient Health Outcomes, in: *STEERING COMMITTEE* (Hrsg.), Financing Sustainable Healthcare in Europe: New Approaches for New Outcomes, Conclusion from Collaborative Investigation into Contentious Areas of Healthcare, Luxemburg 2007, S. 139-160.

ARIELY, D.: The Upside of Irrationality - The Unexpected Effects of Defying Logic at Work and Home, London 2010.

ARNOLD, M.: Die medizinische Versorgung und ihre Finanzierung – Notwendigkeit, Möglichkeiten und Chancen einer tiefergreifenden Reform, in: *LONSERT, M./PREUß, K.-J./KUCHER, E.* (Hrsg.), Handbuch Pharma-Management – Band 1 – Entscheidungs- und Marktstrukturen, Pressure Group Management, Marketing-Management, Wiesbaden 1995, S. 29-59.

ARROW, K.J.: Uncertainty and the Welfare Economics of Medical Care, in: The American Economic Review, Vol. 53 Issue 5 (1963), S. 941-973.

ASANGER, R./WENNINGER, G.: Handwörterbuch Psychologie, Weinheim 1999.

AUH, S./BELL, S.J./McLEOD, C.S./SHIH, E.: Co-Production and Customer Loyalty in Financial Services, in: Journal of Retailing, Vol. 83 Issue 3 (2007), S. 359-370.

BACKHAUS, C.: USABILITY-Engineering in der Medizintechnik: Grundlagen – Methoden – Beispiele, Berlin Heidelberg 2010.

BACKHAUS, K./ERICHSON, B/PLINKE, W./WEIBER, R.: Multivariate Analysemethoden: Eine anwendungsorientierte Einführung, 12. Aufl., Berlin 2008.

BACKHAUS, K./ERICHSON, B./WEIBER, R.: Fortgeschrittene Multivariate Analysemethoden: Eine anwendungsorientierte Einführung, Berlin 2011.

BADCOTT, D.: The Expert Patient: Valid Recognition or False Hope? in: Medicine, Health Care Philosophy, Vol. 8 Issue 2 (2005), S. 173-178.

BAER, W.C.: Expertise and Professional Standard, in: Work and Occupations, Vol. 13 Issue 4 (1986), S. 532-552.

BAGOZZI, R.P./BAUMGARTNER, H.: The Evaluation of Structural Equation Models and Hypothesis Testing, in: *BAGOZZI, R.P.* (Ed.), Principles of Marketing Research, Cambridge 1994, S. 386-422.

BAGOZZI, R.P./PHILLIPS, L.W.: Representing and Testing Organizational Theories: A Holistic Construal, in: Administrative Science Quarterly, Vol. 27 Issue 3 (1982), S. 459-489.

BAGOZZI, R.P./YI, Y.: Specification, Evaluation, and Interpretation of Structural Equation Models, in: Journal of the Academy of Marketing Science, Vol. 40 Issue 1 (2012), S. 8-34.

BARMER GEK: Anzahl der ambulant-ärztlichen Behandlungsfälle in Deutschland in den Jahren 2004 bis 2013 (in Millionen), Statista 2015, veröffentlicht im Netz, URL: http://de.statista.com/statistik/daten/studie/75869/umfrage/gesundheit-anzahl-der-behadlungsfaelle-in-deutschland-seit-2004/ (Stand: Februar 2015, Abfrage: 23.08.2015, 17:25 Uhr).

BASTIAENS, H./VAN ROYEN, P./PAVLIC, D.R./RAPOSO, V./BAKER, R.: Older People´s Preferences for Involvement in their own Care: A qualitative Study in Primary Health Care in 11 European Countries, in: Patient Education and Counseling, Vol. 68 Issue 1 (2007), S. 33-42.

BAUER, R.: Consumer Behavior as Risk Taking, in: *HANCOCK, R.*S. (Hrsg.), Dynamic Marketing for a Changing World, Chicago: American Marketing Association 1960, S. 389-398.

BEATTY, S.E./KAHLE, L.R./HOMER, P: The Involvement-Commitment Model: Theory and Implications, in: Journal of Business Research, Vol. 16 Issue 2 (1988), S. 149-167.

BECKER, M.C./KNUDSEN, T.: The Role of Routines in Reducing Pervasive Uncertainty, in: Journal of Business Research, Vol. 58 Issue 6 (2005), S. 746-757.

BEISECKER, A.E./BEISECKER, T.D.: Patient Information-Seeking Behaviors when Communicating with Doctors, in: Medical Care, Vol. 28 Issue 1 (1990), S. 19-28.

BENDAPUDI, N./LEONE, R.P.: Psychological Implications of Customer Participation in Co-Production, in: Journal of Marketing, Vol. 67 Issue 1 (2003), S. 14-28.

BENKENSTEIN, M./FLÖTER, T./VON STENGLIN, A.: Commitment als Determinante der Kundenintegration in Dienstleistungsbeziehungen, in: FLIEß, S./HAASE, M./JACOB, F./EHRET, M. (Hrsg.), Kundenintegration und Leistungslehre – Integrative Wertschöpfung in Dienstleistungen, Solutions und Entrepreneurship, Wiesbaden 2015, S. 227-245.

BENSING, J./VAN DULMEN, S./TATES, K.: Communication in Context: New Directions in Communication Research, in: Patient Education and Counseling, Vol. 50 Issue 1 (2003), S. 27-32.

BEREKHOVEN, L./ECKERT, W./ELLENRIEDER, P.: Marktforschung: Methodische Grundlagen und praktische Anwendung, 12. Aufl., Wiesbaden 2009.

BERGEN, M./DUTTA, S./WALKER, O.C.: Agency Relationships in Marketing: A Review oft he Implications and Applications of Agency and Related Theories, in: Journal of Marketing, Vol. 56 Issue 3 (1992), S. 1-24.

BERTAKIS, K.D./ROTER, D./PUTNAM, S.M.: The Relationship of Physician Medical Interview Style to Patient Satisfaction, in: The Journal of Family Practice, Vol. 32 Issue 2 (1991), S. 175-181.

BGB – Bürgerliches Gesetzbuch in der Fassung vom 02. Januar 2002 (BGBI. I S. 42, 2909; 2003 I S. 738), § 630b BGB.

BIDDLE, B.J.: Recent Development in Role Theory, in: Annual Review of Sociology, Vol. 12 (1986), S. 67-92.

BITNER, M.J./FARANDA, W.T./HUBBERT, A.R./ZEITHAML, V.A.: Customer Contributions and Roles in Service Delivery, in: International Journal of Service Industry Management, Vol. 8 Issue 3 (1997), S. 193-205.

BLUMER, H.: Der Methodologische Standort des Symbolischen Interaktionismus, in: Alltagswissen, Interaktion und Gesellschaftliche Wirklichkeit, 54/55. Jg. Bd. 1 (1980), S. 80-146.

BOHRNSTEDT, G.W.: Reliability and Validity Assessment in Attitude Measurement, in: Summers, G.F. (Ed.), Attitude Measurement, Chicago 1970, S. 81-99.

BODNER, L.: Öffentliches Gesundheitswesen, in: *NAGEL, E.* (Hrsg.), Das Gesundheitswesen in Deutschland – Struktur, Leistungen, Weiterentwicklung, 5. Aufl., Köln 2013, S. 25-40.

BORNEWASSER, M.: Dienstleistungen im Gesundheitssektor, in: BORNEWASSER, *M./KRIEGESMANN, B./ZÜLCH, J.* (Hrsg.), Dienstleistungen im Gesundheitssektor – Produktivität, Arbeit und Management, Wiesbaden 2014, S. 1-25.

BORTZ, J./DÖRING, N.: Forschungsmethoden und Evaluation: für Human- und Sozialwissenschaftler, 3. Aufl., Heidelberg 2005.

BOWLING, A.: Research Methods in Health: Investigating Health and Health Services, 4. Aufl., London 2014.

BRADLEY, G.L./SPARKS, B.A.: Service Locus of Control – Ist Conceptualization and Measurement, in: Journal of Service Research, Vol. 4 Issue 4 (2002), S. 312-324.

BRASHERS, D.E./NEIDIG, J.L./GOLDSMITH, D.J.: Social Support and the Management of Uncertainty for People Living with HIV or AIDS, in: Health Communication, Vol. 16 Issue 3 (2004), S. 305-331.

BRAUN, B./MARSTEDT, G.: Non-Compliance bei der Arzneimitteltherapie: Umfang, Hintergründe, Veränderungswege, in: *BÖCKEN, J./BRAUN, B./REPSCHLÄGER, U.* (Hrsg.), Gesundheitsmonitor 2011 – Bürgerorientierung im Gesundheitswesen, Kooperationsprojekt der Bertelsmann Stiftung und der Barmer GEK, Gütersloh München 2012, S. 56-76.

BREYER, F./ZWEIFEL, P.S.: Gesundheitsökonomie, Berlin 1997.

BREYER, F./ZWEIFEL, P.S./KIFMANN, M.: Gesundheitsökonomie, 6. Aufl., Berlin Heidelberg 2013.

BRODERICK, A.J.: Role Theory, Role Management and Service Performance, in: Journal of Service Marketing, Vol. 12 Issue 5 (1998), S. 348-361.

BRODY, D.S./MILLER, S.M./LERMAN, C.E./SMITH, D.G./CAPUTO, G.C.: Patient Perception of Involvement in Medical Care: Relationahip to Illness Attitudes and Outcomes, in: Journal of General Internal Medicine, Vol. 4 Issue 6 (1989), S. 506-511.

BROWNE, M.W./CUDECK, R.: Alternative Ways of Assessing Model Fit, in: *BOLLEN, K.A./LONG, J.S.* (Ed.), Testing Structural Equation Models, Newbury Park 1993, S. 136-162.

BRUHN, M.: Relationship Marketing: das Management von Kundenbeziehungen, München 2015.

BRUHN, M./STAUSS, B.: Kundenintegration im Dienstleistungsmanagement – Eine Einführung in die theoretischen und praktischen Problemstellungen, in: *BRUHN, M./STAUSS, B.* (Hrsg.), Kundenintegration, Wiesbaden 2009, S. 3-33.

BUCHANAN, A.: Principal/Agent Theory and Decisionmaking in Health Care, in: Bioethics, Vol. 2 Issue 4 (1988), S. 317-333.

BUETOW, S.: The Scope fort he Involvement of Patients in their Consultations with Health Professionals: Rights, Responsibilities and Preferences of Patients, in: Journal of Medical Ethics, Vol. 24 Issue 4 (1998), S. 243-247.

BURNHAM, T.A./FRELS, J.K./MAHAJAN, V.: Consumer Switching Costs: A Typology, Antecedents, and Consequences, in: Journal oft he Academy of Marketing Science, Vol, 31 Issue 2 (2003), S. 109-126.

BÜTTGEN, M.: Kundengerechte Gestaltung von Dienstleistungsprozessen, in: *BRUHN, M./STAUSS, B.* (Hrsg.), Dienstleistungsmanagement Jahrbuch 2001: Interaktionen im Dienstleistungsbereich, Wiesbaden 2001, S. 143-166.

BÜTTGEN, M.: Kundenintegration in den Dienstleistungsprozess – Eine verhaltenswissenschaftliche Untersuchung, Wiesbaden 2007.

BÜTTGEN, M.: Die Beteiligung von Konsumenten an der Dienstleistungserstellung: Last oder Lust? – Eine motivations- und dissonanztheoretische Analyse, in: *BRUHN, M./STAUSS, B.* (Hrsg.), Kundenintegration – Forum Dienstleistungsmanagement, Wiesbaden 2009, S. 63-89.

BÜTTGEN, M./SCHUMANN, J.H./ATES, Z.: Service Locus of Control and Customer Coproduction: The Role of Prior Service Experience and Organizational Socialization, in: Journal of Service Research, Vol. 15 Issue 2 (2012), S. 166-181.

BYRNE, B.M.: Structural Equation Modeling with AMOS: Basic Concepts, Applications, and Programming, 2. Aufl., New York 2010.

CAMERON, C.: Patient Compliance: Recognition of Factors Involved and Suggestions for Promoting Compliance with Therapeutic Regimens, in: Journal of Advanced Nursing, Vol. 24 Issue 2 (1996), S. 244-250.

CANZIANI, B.F.: Leveraging Customer Competency in Service Firms, in: International Journal of Service Industry Management, Vol. 8 Issue 1 (1997), S. 5-25.

CARMAN, J.M./LANGEARD, E.: Growth Strategies for Service Firms, in: Strategic Management Journal, Vol. 1 Issue 1 (1980), S. 7-22.

CHAN, K.W./YIM, C.K./LAM, S.S.: Is Customer Participation in Value Creation a Double-Edged Sword? Evidence from Professional Financial Services Across Cultures, in: Journal of Marketing, Vol. 74 Issue 3 (2010), S. 48-64.

CHARLES, C./GAFNI, A./WHELAN, T.: Shared Decision-Making in the Medical Encounter: What Does It Mean? (Or It Takes at Least Two to Tango), in: Social Science and Medicine, Vol. 44 Issue 5 (1997), S. 681-692.

CHASE, R.B./TANSIK, D.A.: The Customer Contact Model for Organization Design, in: Management Science, Vol. 29 Issue 9 (1983), S. 1037-1050.

CHEUNG, M.F./TO, W.M.: Customer Involvement and Perceptions: The Moderating Role of Customer Co-Production, in: Jounal of Retailing and Consumer Services, Vol. 18 Issue (2011), S. 271-277.

CHILES, T. H./MCMACKIN, J. F.: Integrating Variable Risk Preferences, Trust, and Transaction Cost Economics, in: Academy of Management Review, Vol. 21 Issue 1 (1996), S. 73-99.

CHRISTENSEN, A.J./WIEBE, J.S./BENOTSCH, E.G./LAWTON, W.J.: Perceived Health Competence, Health Locus of Control, and Patient Adherence in Renal Dialysis, in: Cognitive Therapy and Research, Vol. 20 Issue 4 (1996), S. 411-421.

CHRONIKER-RICHTLINIE: Richtlinie des Gemeinsamen Bundesausschusses zur Umsetzung der Regelungen in § 62 für schwerwiegend chronisch Erkrankte in der Fassung vom 19. Juni 2008 (Bundesanzeiger Nr. 124, S. 3 017), § 2 Abs. 2 Chroniker-Richtlinie.

CHURCHILL, G.A.: A Paradigm for Developing Better Measures of Marketing Constructs, in: Journal of Marketing Research, Vol. 16 Issue 1 (1979), S. 64-73.

CHURCHILL G. A./SURPRENANT, C.: An Investigation into the Determinants of Customer Satisfaction, in: Journal of Marketing Research, Vol. 19 Issue 4 (1982), S. 491-504.

CLARK, N.M./GONG, M./KACIROTI, N.: A Model of Self-Regulation for Control of Chronic Disease, in: Health Education and Behavior, Vol. 41 Issue 5 (2014), S. 499-508.

CLINE, R.J./HAYNES, K.M.: Consumer Health Information Seeking on the Internet: The State oft he Art, in: Health Education Research, Vol. 16 Issue 6 (2001), S. 671-692.

COASE, R.H.: The Nature of the Firm, in: Economica, Vol. 4 Issue 16 (1937), S. 386-405.

COHEN, S./KAMARCK, T./MERMELSTEIN, R.: A Global Measure of Perceived Stress, in: Journal of Health and Social Behavior, Vol. 24 Issue 4 (1983), S. 385-396.

COOK, D.: Consultation, for a Change? Engaging Users and Communities in the Policy Process, in: Social Policy and Administration, Vol. 36 Issue 5 (2002), S. 516-531.

CORSTEN, H.: Der Integrationsgrad des externen Faktors als Gestaltungsparameter in Dienstleistungsunternehmen – Voraussetzungen und Möglichkeiten der Externalisierung und Internalisierung, in: *BRUHN, M./STAUSS, B.* (Hrsg.), Dienstleistungsqualität. Konzepte-Methoden-Erfahrungen, 3. Aufl., Wiesbaden 2000, S. 145-168.

CORSTEN, H./GÖSSINGER, R.: Dienstleistungsmanagement, 5. Aufl., München 2007.

COULTER, A.: After Bristol: Putting Patients at the Centre, in: British Medical Journal, Vol. 324 Issue (2002), S. 648-651.

COULTER, R.A./PRICE, L.L./FEICK, L.: Rethinking Origins of Involvement and Brand Commitment: Insights from Postsocialist Central Europe, in: Journal of Consumer Research, Vol. 30 Issue 2 (2003), S. 151-169.

CRONIN, J.J./BRADY, M.K./HULT, G.T.: Assessing the Effects of Quality, Value, and Customer Satisfaction on Consumer Behavioral Intentions in Service Environments, in: Journal of Retailing, Vol. 76 Issue 2 (2000), S. 193-218.

DABHOLKAR, P.A.: How to Improve Perceived Service Quality by Increasing Customer Participation, in: *DUNLAP, B.J.* (Ed.), Proceedings of the 1990 Academy of Marketing Science (AMS) Annual Conference, Cham 2015, S. 483-487.

DAGGER, T.A./SWEENEY, J.C./JOHNSON, L.W.: A Hierarchical Model of Health Service Quality, in: Journal of Service Research, Vol. 10 Issue 2 (2007), S. 123-142.

DARBY, M.R./KARNI, E.: Free Competition and the Optimal Amount of Fraud, in: Journal of Law and Economics, Vol. 16 Issue 1 (1973), S. 67-88.

DAY, R.L.: Extending the Concept of Consumer Satisfaction, in: Advances in Consumer Research, Vol. 4 Issue 1 (1977), 149-154.

DEBER, R.B./KRAETSCHMER, N./UROWITZ, S./SHARPE, N.: Patient, Consumer, Client, or Customer: What do People want to be called? in: Health Expectations, Vol. 8 Issue 4 (2005), S. 345-351.

DELLANDE, S./GILLY, M.C./GRAHAM, J.L.: Gaining Compliance and Losing Weight: The Role oft he Service Provider in Health Care Services, in: Journal of Marketing, Vol. 68 Issue 3 (2004), S. 78-91.

DEUTSCH, E./SPICKHOFF, A.: Medizinrecht: Arztrecht, Arzneimittelrecht, Medizinprodukterecht und Transfusionsrecht, 6. Aufl., Berlin Heidelberg 2006.

DIERKS, M.L./SCHWARTZ, F.W.: Rollenveränderung durch New Public Health – Vom Patienten zum Konsumenten und Bewerter von Gesundheitsdienstleistungen, in: Bundesgesundheitsblatt, 44. Jg. (2001), S. 796-803.

DIMOKA, A./HONG, Y./PAVLOU, P.A.: On Product Uncertainty in Online Markets: Theory and Evidence, in: MIS Quarterly, Vol. 36 Issue 2 (2012), S. 395-A15.

DONABEDIAN, A.: Quality Assurance in Health Care: Consumers´Role, in: Quality in Health Care, Vol. 1 Issue 4 (1992), S. 247-251.

DONABEDIAN, A.: Evaluating the Quality of Medical Care, in: The Milbank Quarterly, Vol. 83 Issue 4 (2005), S. 691-729.

DUBÉ, L./BELANGÉR, M.-C./TRUDEAU, E.: The Role of Emotions in Health Care Satisfaction, in: Marketing Health Services, Vol. 16 Issue 2 (1996), S. 45-51.

DULLINGER, F.: Compliance-abhängige Dienstleistungen - Konzeption und Anwendung am Beispiel der Gesundheitsdienstleistung, München 2001.

DWYER, F. R./SCHURR, P. H./OH, S.: Developing Buyer-Seller Relationships, in: Journal of Marketing, Vol. 51 Issue 2 (1987), S. 11-27.

EBERS, M./GOTSCH, W.: Institutionsökonomische Theorien der Organisation, in: KIESER, A./EBERS, M (Hrsg.), Organisationstheorien, 6. Aufl., Stuttgart 2006, S. 247-308.

EDVARDSSON, B./TRONVOLL, B./GRUBER, T.: Expanding Understanding of Service Exchange and Value Co-Creation: A Social Construction Approach, in: Journal oft he Academy of Marketing Science, Vol. 39 Issue 2 (2011), S. 327-339.

EDWARDS, A./ELWYN, G.: Inside the Black Box of Shared Decision Making: Distinguishing between the Process of Involvement and Who Makes the Decision, in: Health Expectations, Vol. 9 Issue 4 (2006), S. 307-320.

EDWARDS, A./ELWYN, G./MULLEY, A.: Explaining Risks: Turning Numerical Data into Meaningful Pictures, in: British Medical Journal, Vol. 324 Issue 6 (2002), S. 827-830.

EISENHARDT, K.M.: Agency Theory: An Assessment and Review, in: The Academy of Management Review, Vol. 14 Issue 1 (1989), S. 57-74.

ELDH, A.C.: PatientParticipation: What Is It and What Is It Not, Örebro Studies in Caring Sciences, Frölunda 2006.

EL ENANY, N./CURRIE, G./LOCKETT, A.: A Paradox in Health Care Service Development: Professionalization of Service Users, in: Social Science and Medicine, Vol. 80 Issue (2013), S. 24-30.

ELG, M./ENGSTRÖM, J./WITELL, L./POKSINSKA, B.: Co-Creation and Learning in Health-Care Service Development, in: Journal of Service Management, Vol. 23 Issue 3 (2012), S. 328-343.

ELL, K.: Social Network, Social Support and Coping with Serious Illness: The Family Connection, in: Social Science and Medicine, Vol. 42 Issue 2 (1996), S. 173-183.

ENGELHARDT, W.H.: Effiziente Customer Integration im industriellen Service Management, in: *KLEINALTENKAMP, M./FLIEß, S./JACOB, F.* (Hrsg.), Customer Integration – Von der Kundenorientierung zur Kundenintegration, Wiesbaden 1996, S. 73-90.

EPSTEIN, R.M./ALPER, B.S./QUILL, T.E.: Communicating Evidence for Participatory Decision Making, in: The Journal of the American Medical Association, Vol. 291 Issue 19 (2004), S. 2359-2366.

ETGAR, M.: A Descriptive Model of he Consumer Co-Production Process, in: Journal oft he Academy Marketing Science, Vol. 36 Issue 1 (2008), S. 97-108.

EUROSTAT: Europäische Union: Durchschnittsalter der Bevölkerung in den Mitgliedsstaaten im Jahr 2013 (Altersmedian in Jahren), 2014, veröffentlicht im Netz in: Statista - Das Statistik-Portal, URL: http://de.statista.com/statistik/daten/studie/248994/umfrage/durchschnittsalter-der-bevoelkerung-in-den-eu-laendern/ (Stand: August 2014, Abfrage: 19.09.2015, 11:02 Uhr).

FESTE, C./ANDERSON, R.M.: Empowerment: from Philosophy to Practice, in: Patient Education and Counseling, Vol. 26 Issue 1-3 (1995), S. 139-144.

FESTINGER, L.: A Theory of Cognitive Dissonance, Stanford 1957.

FISCHER, L./WISWEDE, G.: Grundlagen der Sozialpsychologie, 3. Aufl., München 2009.

FLIEβ, S.: Die Steuerung von Kundenintegrationsprozessen – Effizienz in Dienstleistungsunternehmen, Wiesbaden 2001.

FLIEβ, S.: Dienstleistungsmanagement – Kundenintegration gestalten und steuern, Wiesbaden 2009.

FLIEβ, S.: Kundenintegration, in: *BACKHAUS, K./VOETH, M.* (Hrsg.), Handbuch Business-to-Business-Marketing, 2. Aufl., Wiesbaden 2015, S. 223-247.

FORNELL, C./LARCKER, D. F.: Evaluating Structural Equation Models with Unobservable Variables and Measurement Error, in: Journal of Marketing Research, Vol. 18 Issue 1 (1981), S. 39-50.

FRANZ, S.: Integrierte Versorgungsnetzwerke im Gesundheitswesen, Arbeitspapiere des Instituts für Genossenschaftswesen der Westfälischen Wilhelms-Universität Münster, Nr. 53, Münster 2006.

FRIETZSCHE, U.: Externe Faktoren in der Dienstleistungsproduktion – Ansätze zur Lösung von Erfassungs- und Bewertungsproblemen, Wiesbaden 2001.

FRIETZSCHE, U./MALERI, R.: Grundlagen der Dienstleistungsproduktion, 5. Aufl., Berlin 2008.

FÜEβL, H./MIDDEKE, M.: Anamnese und klinische Untersuchung, 4. Aufl., Stuttgart 2010.

GALLAN, A.S./JARVIS, C.B./BROWN, S.W./BITNER, M.J.: Customer Positivity and Participation in Services: An Empirical Test in a Health Care Context, in: Journal of the Academy of Marketing Science, Vol. 41 Issue (2013), S. 338-356.

GEIGENMÜLLER, A.: Interaktionsqualität und Kundenintegrationsverhalten – Theoretische Konzeption und empirische Analyse, Wiesbaden 2012.

GERBING, D.W./ANDERSON, J.C.: An Updated Paradigm for Scale Development Incorporating Unidimensionality and Its Assessment, in: Journal of Marketing Research, Vol. 25 Issue 2 (1988), S. 186-192.

GILL, L./WHITE, L./CAMERON, I.D.: Service Co-Creation in Community-Based Aged Healthcare, in: Managing Service Quality: An International Journal, Vol. 21 Issue 2 (2011), S. 152-177.

GILSON, L.: Trust and the Development of Health Care as a Social Institution, in: Social Science and Medicine, Vol. 56 Issue 7 (2003), S. 1453-1468.

GLEITSMANN, B.M.: Internes Marketing, Unternehmenskultur und marktorientiertes Verhalten – Direkte, indirekte und moderierende Effekte, Wiesbaden 2007.

GOLDIN, P.R./MCRAE, K./RAMEL, W./GROSS, J.J.: The Neural Bases of Emotion Regulation: Reappraisal and Suppression of Negative Emotion, in: Biological Psychiatry, Vol. 63 Issue 6 (2008), S. 577-586.

GOUTHIER, M.H.: Patienten-Empowerment, in: *KREYHER, V.J.* (Hrsg.), Handbuch Gesundheits- und Medizinmarketing – Chancen, Strategien und Erfolgsfaktoren, Heidelberg 2001, S. 53-82.

GOUTHIER, M.H./TUNDER, R.: Die Empowerment-Bewerbung und ihre Auswirkungen auf das Gesundheitswesen, in: *HOEFERT, H.-W./KLOTTER, C.* (Hrsg.), Wandel der Patientenrolle – Neue Interaktionsformen im Gesundheitswesen, Berlin 2011, S. 33-45.

GRECO, V./ROGER, D.: Uncertainty, Stress, and Health, in: Personality and Individual Differences, Vol. 34 Issue 6 (2003), S. 1057-1068.

GRIMSHAW, J.M./SHIRRAN, L./THOMAS, R./MOWATT, G./FRASER, C./BERO, L./GRILLI, R./HARVEY, E./OXMAN, A./O'BRIEN, M.A.: Changing Provider Behavior – An Overview of Systematic Reviews of Interventions, in: Medical Care, Vol. 39 Issue 8 Supplement 2 (2001), S. II-2-II-45.

GROSSMAN, M.: On the Concept of Health Capital and the Demand for Health, in: Journal of Political Economy, Vol. 80 Issue 2 (1972), S. 223-255.

GROSSMAN, M.: The Human Capital Model, in: *CULYER, A.J./NEWHOUSE, J.P.* (Ed.), Handbook of Health Economics, Vol. 1 Part B, Amsterdam 2000, S. 347-408.

GRÖNROOS, C./OJASALO, K.: Service Productivity – Towards a Conceptualization oft he Transformation of Inputs into Economic Results in Services, in: Journal of Business Research, Vol. 57 Issue 4 (2004), S. 414-423.

GUADAGNOLI, E./WARD, P.: Patient Participation in Decision-Making, in: Social Science and Medicine, Vol. 47 Issue 3 (1998), S. 329-339.

HARDYMAN, W./DAUNT, K.L./KITCHENER, M.: Value Co-Creation through Patient Engagement in Health Care: A Micro-Level Approach and Research Agenda, in: Public Management Review, Vol. 17 Issue 1 (2015), S. 90-107.

HARRINGTON, J./NOBLE, L.M./NEWMAN, S.P.: Improving Patients' Communication with Doctors: A Systematic Review of Intervention Studies, in: Patient Education and Counseling, Vol. 52 Issue 1 (2004), S. 7-16.

HAUSMAN, A.: Modeling the Patient-Physician Ervice Encounter: Improving Patient Outcomes, in: Journal oft he Academy of Marketing Science, Vol. 32 Issue 4 (2004), S. 403-417.

HÄCKL, D.: Neue Technologien im Gesundheitswesen: Rahmenbedingungen und Akteure, Wiesbaden 2010.

HÄDER, M.: Empirische Sozialforschung: Eine Einführung, 2. Aufl., Wiesbaden 2010.

HEELER, R.M./RAY, M.L.: Measure Validation in Marketing, in: Journal of Marketing Research, Vol. 9 Issue 4 (1972), S. 361-370

HERZBERG, F./MAUSNER, B./SNYDERMAN,B.B.: The Motivation to Work, New York 1959.

HINZ, A./HÜBSCHER, U./BRÄHLER, E./BERTH, H.: Ist Gesundheit das höchste Gut? – Ergebnisse einer bevölkerungsrepräsentativen Umfrage zur subjektiven Bedeutung von Gesundheit, in: Das Gesundheitswesen, 72. Jg. Nr. 12 (2010), S. 897-903.

HOLMSTRÖM, I./RÖING, M.: The Relation between Patient-Centeredness and Patient Empowerment: A Discussion on Concepts, in: Patient Education and Counseling, Vol. 79 Issue 2 (2010), S. 167-172.

HOMBURG, C.: Marketingmanagement: Strategie – Instrumente – Umsetzung – Unternehmensführung, 4. Aufl., Wiesbaden 2012.

HOMBURG, C./GIERING, A.: Konzeptualisierung und Operationalisierung komplexer Konstrukte: ein Leitfaden für die Marketingforschung, in: Marketing: Zeitschrift für Forschung und Praxis, Vol. 1 Issue 1 (1996), S. 5-24.

HOMBURG, C./STOCK, R.M.: The Link Between Salespeople´s Job Satisfaction and Customer Satisfaction in a Business-to-Business Context: A Dyadic Analysis, in: Journal oft he Academy of Marketing Science, Vol. 32 Issue 2 (2004), S. 144-158.

HU, L.T./BENTLER, P.M.: Evaluating Model Fit, in: HOYLE, R.H. (Ed.), Structural Equation Modeling: Concepts, Issues, and Applications, Chicago 1995, S. 76-99.

HU, L.T./BENTLER, P.M.: Cutoff Criteria for Fit Indexes in Covariance Structure Analysis: Conventional Criteria versus New Alternatives, in: Structural Equation Modeling: A Multidisciplinary Journal, Vol. 6 Issue 1 (1999), S. 1-55.

HUNT, S. D./ARNETT, D. B./MADHAVARAM, S.: The Explanatory Foundations of Relationship Marketing Theory, in: Journal of Business & Industrial Marketing, Vol. 21 Issue 2 (2006), S. 72-87.

JAHNG, K.H./MARTIN, L.R./GOLIN, C.E./DIMATTEO, M.R.: Preferences for Medical Collaboration: Patient-Physician Congruence and Patient Outcomes, in: Patient Education and Counseling, Vol. 57 Issue 3 (2005), S. 308-314.

JENSEN, M.C./MECKLING, W.H.: Theory oft he Firm: Managerial Behavior, Agency Costs and Ownership Structure, in: Journal of Financial Economics, Vol. 3 Issue (1976), S. 305-360.

JEX, S.M./BEEHR, T.A./ROBERTS, C.K.: The Meaning of Occupational Stress Items to Survey Respondents, in: Journal of Applied Psychology, Vol. 77 Issue 5 (1992), S. 623-628.

JONES, E.E./GERARD, H.B.: Foundations of Social Psychology, New York 1967.

JURACK, A./KARMANN, A./LUKAS, D./WERBLOW, A.: Gesundheitsökonomie: Nachfrage nach Gesundheitsleistungen, in: *HOFFMANN, S./SCHWARZ, U./MAI, R.* (Hrsg.), Angewandtes Gesundheitsmarketing, Wiesbaden 2012, S. 16-31.

KAPLAN, S.H./GREENFIELD, S./WARE, J.E.: Assessing the Effects of Physician-Patient Interactions on the Outcomes of Chronic Disease, in: Medical Care, Vol. 27 Issue 3 Supplement (1989), S. S110-S127.

KATZ, D./KAHN, R.L.: The Social Psychology of Organizations, New York 1967.

KELLER, T.: Beziehungsmanagement im Arzt-Patienten-Verhältnis – Der Einfluss der Qualität ärztlicher Dienstleistung auf die Patientenbindung, Wiesbaden 2002.

KERN; A.O.: Arztinduzierte Nachfrage in der ambulanten Versorgung: Bedeutung für eine Privatisierung von Leistungen der Gesetzlichen Krankenversicherung, Volkswirtschaftliche Diskussionsreihe, Institut für Volkswirtschaftslehre der Universität Augsburg, Nr. 225, Augsburg 2002.

KERSTING, T.: Struktur und Prozess der Leistungserstellung, in: *SCHMIDT-RETTIG, B./EICHHORN, S.* (Hrsg.), Krankenhaus-Managementlehre – Theorie und Praxis eines integrierten Konzeptes, Stuttgart 2008, S. 281-302.

KIENER, S.: Die Principal-Agent-Theorie aus informationsökonomischer Sicht, Berlin Heidelberg 1990.

KINARD, B.R./CAPELLA, M.L.: Relationship Marketing: The Influence of Consumer Involvement on Perceived Service Benefits, in: Journal of Services Marketing, Vol. 20 Issue 6 (2006), S. 359-368.

KLEINALTENKAMP, M: Customer Integration/ Kundenorientierung und mehr, in: Absatzwirtschaft, 38. Jg. Nr. 8 (1995), S. 77-83.

KLEINALTENKAMP, M.: Customer Integration – Kundenintegration als Leitbild für das Business-to-Business-Marketing, in: *KLEINALTENKAMP, M./FLIEß, S./JACOB, F.* (Hrsg.), Customer Integration – von der Kundenorientierung zur Kundenintegration, Wiesbaden 1996, S. 13-24.

KLEINALTENKAMP, M.: Kundenintegration, in: Wirtschaftswissenschaftliches Studium, 26. Jg. Nr. 7 (1997), S. 350-354.

KLEINALTENKAMP, M.: Kundenbindung durch Kundenintegration, in: *BRUHN, M./HOMBURG, C.* (Hrsg.), Handbuch Kundenbindungsmanagement – Grundlagen – Konzepte – Erfahrungen, 3. Aufl., Wiesbaden 2000, S. 337-354.

KOLLMANN, T./KUCKERTZ, A.: Zur Dynamik von Such-, Erfahrungs- und Vertrauenseigenschaften in komplexen Transaktionsprozessen – eine empirische Studie am Beispiel des Venture-Capital-Investitionsprozesses, in: Zeitschrift für Management, 4. Jg. Nr. 1 (2009), S. 53-74.

KOTLER; P./BLIEMEL, F.: Marketing-Management: Analyse, Planung und Verwirklichung, 10. Aufl., München 2006.

KROEBER-RIEL, W./GRÖPPEL-KLEIN, A.: Konsumentenverhalten, 10. Aufl., München 2013.

KROHNE, H.W.: The Concept of Coping Modes: Relating Cognitive Person Variables to Actual Coping Behavior, in: Advances in Behaviour Research and Therapy, Vol. 11 Issue 4 (1989), S. 235-248.

LACHMUND, J.: Die Profession, der Patient und das medizinische Wissen, in: Zeitschrift für Soziologie, 16. Jg. Nr. 5 (1987), S. 353-366.

LA GRECA, A.M./AUSLANDER, W.F./GRECO, P./SPETTER, D./FISHER, E.B./SANTIAGO, J.V.: I Get by with a Little Help from my Family and Friends: Adolescents´Support for Diabetes Care, in: Journal of Pediatric Psychology, Vol. 20 Issue 4 (1995), S. 449-476.

LANDGRAF, R./HUBER, F./BARTL, R.: Patienten als Partner – Möglichkeiten und Einflussfaktoren der Patientenintegration im Gesundheitswesen, Wiesbaden 2006.

LANGE, A.: Anamnese und klinische Untersuchung, 5. Aufl., Berlin Heidelberg 1998.

LANGER, E.J./JANIS, I.L./WOLFER, J.A.: Reduction of Psychological Stress in Surgical Patients, in: Journal of Experimental Social Psychology, Vol. 11 Issue 2 (1975), S. 155-165.

LAROCHE, M./YANG, Z./MCDOUGALL, G.H./BERGERON, J.: Internet versus BricksandMortar Retailers: An Investigation into Intangibility and ist Consequences, in: Journal of Retailing, Vol. 81 Issue 4 (2005), S. 251-267.

LAZARUS, R.S.: Stress and Emotion: A New Synthesis, New York 1999.

LEE, J./ALLAWAY, A.: Effects of Personal Control on Adoption of Self-Service Technology Innovations, in: Journal of Services Marketing, Vol. 16 Issue 6 (2002), S. 553-572.

LEE, W.-I./CHEN, C.-W./CHEN, T.-H./CHEN, C.-Y.: The Relationship Between Consumer Orientation, Service Value, Medical Care Service Quality and Patient Satisfaction:

The Case of a Medical Center in Couthern Taiwan, in: African Journal of Business Management, Vol. 4 Issue 4 (2010), S. 448-458.

LEFRANCOIS, G.R..: Psychologie des Lernens, übersetzt von *LEPPMANN, P.K./ANGERMEIER, W.F./THIEKÖTTER, T.J,* 2. Aufl., Berlin Heidelberg 1986.

LENGNICK-HALL, C.A.: Customer Contributions to Quality: A Different View of the Customer-Oriented Firm, in: Academy of Management Review, Vol. 21 Issue 3 (1996), S. 791-824.

LENGNICK-HALL, C.A./CLAYCOMB, V.C./INKS, L.W.: From Recipient to Contributor: Examing Customer Roles and Experienced Outcomes, in: European Journal of Marketing, Vol. 34 Issue 3/4 (2000), S. 359-383.

LEPINE, J.A./LEPINE, M.A./JACKSON, C.L.: Challenge and Hindrance Stress: Relationships With Exhaustion, Motivation to Learn, and Learning Performance, in: Journal of Applied Psychology, Vol. 89 Issue 5 (2004), S. 883-891.

LERMAN, C.E./BRODY, D.S./CAPUTO, G.C./SMITH, D.G./LAZARO, C.G./WOLFSON, H.G.: Patients Perceived Involvement in Care Scale: Relationships to Attitudes about Illness and Medical Care, in: Journal of General Internal Medicine, Vol. 5 (1990), S. 29-33.

LEWIS, J.R.: Patient Views on Quality Care in General Practice: Literature Review, in: Social Science and Medicine, Vol. 39 Issue 5 (1994), S. 655-670.

LINDER-PELZ, S.: Toward a Theory of Patient Satisfaction, in: Social Science and Medicine, Vol. 16 Issue 5 (1982), S. 577-582.

LITTLE, P./KINMONTH, A.L.: Open Randomised Trial Prescribing Strategies for Sore Throat, in: British Medical Journal, Vol. 314 Issue 8 (1997), S. 722-727.

LOH, A./SIMON, D./KRISTON, L./HÄRTER, M.: Patientenbeteiligung bei medizinischen Entscheidungen, in: Deutsches Ärzteblatt, 104. Jg. Nr. 21 (2007), S. 1483-1488.

LOVELOCK, C.H.: Classifying Services to Gain Strategic Marketing Insights, in: Journal of Marketing, Vol. 47 Issue 3 (1983), S. 9-20.

LOVIBOND, P.F./LOVIBOND, S.H.: The Structure of Negative Emotional States: Comparison oft he Depression Anxiety Stress Scales (DASS) with the Beck Depression and Anxiety Inventories, in: Behavior Research and Therapy, Vol. 33 Issue 3 (1995), S. 335-343.

LUSCH, R.F./VARGO, S.L./O'BRIEN, M.: Competing through Service: Insights from Service-Dominant Logic, in: Journal of Retailing, Vol. 83 Issue 1 (2007), S. 5-18.

MAHLER, H.I./KULIK, J.A.: Preferences for Health Care Involvement, Perceived Control and Surgical Recovery: A Prospective Study, in: Social Science and Medicine, Vol. 31 Issue 7 (1990), S. 743-751.

MAI, R./SCHWARZ, U./HOFFMANN, S.: Gesundheitsmarketing: Schnittstelle von Marketing, Gesundheitsökonomie und Gesundheitspsychologie, in: *HOFFMANN, S./SCHWARZ, U./MAI, R.* (Hrsg.), Angewandtes Gesundheitsmarketing, Wiesbaden 2012, S. 4-14.

MALHOTRA, N./BIRKS, D.: Marketing Research: An Applied Approach, 3. Aufl., Essex 2007.

MARTEAU, T.M./BEKKER, H.: The Development of a Six-Item Short-Form of the State Scale of Spielberger State-Trait Anxiety Inventory (STAI), in: British Journal of Clinical Psychology, Vol. 31 Issue 3 (1992), S. 301-306.

MARTIN, L.R./WILLIAMS, S.L./HASKARD, K.B./DIMATTEO, M.R.: The Challenge of Patient Adherence, in: Therapeutics and Clinical Risk Management, Vol. 1 Issue 3 (2005), S. 189-199.

MACCALLUM, R.C./HONG, S.: Power Analysis in Covariance Structure Modeling Using GFI and AGFI, in: Multivariate Behavioral Research, Vol. 32 Issue 2 (1997), S. 193-210.

MCCOLL-KENNEDY, J.R./VARGO, S.L./DAGGER, T.S./SWEENEY, J.C.: Customers as Resource Integrators: Styles of Customer Co-Creation, in: Naples Forum on Services, Vol. 24 (2009), S. 857-875.

MCCOLL-KENNEDY, J.R./VARGO, S.L./DAGGER, T.S./SWEENEY, J.C./VAN KASTEREN, Y.: Health Care Customer Value Cocreation Practice Styles, in: Journal of Service Research, Vol. 15 Issue 4 (2012), S. 370-389.

MCQUITTY, S.: Statistical Power and Structural Equation Models in Business Research, in: Journal of Business Research, Vol. 57 Issue 2 (2004), S. 175-183.

MECHANIC, D./MEYER, S.: Concepts of Trust among Patients with Serious Illness, in: Social Science and Medicine, Vol. 51 Issue 5 (2000), S. 657-668.

MEFFERT, H.: Dienstleistungsmarketing, in: *TIETZ, B./KÖHLER, R./ZENTES, J.* (Hrsg.), Handwörterbuch des Marketing, 2. Aufl., Stuttgart 1995, S. 454-470.

MEFFERT, H./BRUHN, M./HADWICH, K.: Dienstleistungsmarketing – Grundlagen-Konzepte-Methoden, 8. Aufl., Wiesbaden 2015.

MEUTER, M.L./OSTROM, A.L./ROUNDTREE, R.I./BITNER, M.J.: Self-Service Technologies: Understanding Customer Satisfaction with Technology-Based Service Encounters, in: Journal of Marketing, Vol. 64 Issue 3 (2000), S. 50-64.

MEYER, A./MATTMÜLLER, R.: Qualität von Dienstleistungen: Entwurf eines praxisorientierten Qualitätsmodells, in: Marketing: Zeitschrift für Forschung und Praxis, 9. Jg. Nr. 3 (1987), S. 187-195.

MEYER, A./MEINDL, A.: Communicate 4 Success – 15 Regeln für die erfolgreiche Kommunikation von Dienstleistungen, in: FLIEß, S./HAASE, M./JACOB, F./EHRET, M. (Hrsg.), Kundenintegration und Leistungslehre – Integrative Wertschöpfung in Dienstleistungen, Solutions und Entrepreneurship, Wiesbaden 2015, S. 283-297.

MISHEL, M.H.: The Measurement of Uncertainty in Illness, in: Nursing Research, Vol. 30 Issue 5 (1981), S. 258-263.

MISHEL, M.H./BRADEN, C.J.: Uncertainty a Mediator Between Support and Adjustment, in: Western Journal of Nursing Research, Vol. 9 Issue 1 (1987), S. 43-57.

MILLS, P.K./CHASE, R.B./MARGULIES, N.: Motivating the Client/Employee System as a Service Production Strategy, in: The Academy of Management Review, Vol. 8 Issue 2 (1983), S. 301-310.

MOELLER, S.: Customer Integration – A Key to an Implementation Perspective of Service Provision, in: Journal of Service Research, Vol. 11 Issue 2 (2008), S. 197-210.

MOHIYEDDINI, C./PAULI, R./BAUER, S.: The Role of Emotion in Bridging the Intention-Behaviour Gap: The Case of Sports Participation, in: Psychology of Sport and Exercise, Vol. 10 Issue 2 (2009), S. 226-234.

MORGAN, R. M./HUNT, S. D.: The Commitment-Trust Theory of Relationship Marketing, in: Journal of Marketing, Vol. 58 Issue 3 (1994), S. 20-38.

MUSTAK, M./JAAKKOLA, E./HALINEN, A.: Customer Participation and Value Creation: A Systemativ Review and Research Implications, in: Managing Service Quality: An International Journal, Vol. 23 Issue 4 (2013), S. 341-359.

MÜLLER, M.: Integrationskompetenz von Kunden bei individuellen Leistungen, Wiesbaden 2007.

NAYLOR, J.C./PRITCHARD, R.D./ILGEN, D.R.: A Theory of Behavior in Orgnizations, New York 1980.

NEUGEBAUER, G.: Das Wirtschaftlichkeitsgebot in der gesetzlichen Krankenversicherung: Normierung – Inhalt – Konkretisierung, Berlin 1996.

NIECHZIAL, M.: Qualitätsmanagement im Gesundheitswesen, in: *NAGEL, E.* (Hrsg.), Das Gesundheitswesen in Deutschland – Struktur, Leistungen, Weiterentwicklung, 5. Aufl., Köln 2013, S. 245-260.

NISSEN, D./WEISENFELD, U.: Informationen und Entscheidung: Nachfrageverhalten im Gesundheitsmarkt, Arbeitsbericht Nr. 241 Universität Lüneburg Fachbereich Wirtschafts- und Sozialwissenschaften, Lüneburg 2001.

NOLL, J./WINKLER, M.: Gütesiegel und Vertrauen im E-Commerce, in: Der Markt, 43. Jg. Nr. 168 (2004), S. 23-32.

NORDGREN, L.: The Performativity oft he Service Management Discourse: „Value Creating Customers" in Health Care, in: Journal of Health Organization and Management, Vol. 22 Issue 5 (2008), S. 510-528.

NORDGREN, L.: Value Creation in Health Care Services – Developing Service Productivity: Experiences from Sweden, in: International Journal of Public Sector Management, Vol. 22 Issue 2 (2009), S. 114-127.

NOVICK, M.R./LEWIS, C.: Coefficient Alpha and the Reliability of Composite Measurements, in: Psychometrika, Vol. 32 Issue 1 (1967), S. 1-13.

NUNNALLY, J.C.: Psychometric Theory, 2. Aufl., New York 1978.

ONG, L.M./DeHAES, J.C./HOOS, A.M./LAMMES, F.B.: Doctor-Patient Communication: A Review oft he Literature, in: Social Science and Medicine, Vol. 40 Issue 7 (1995), S. 903-918.

OUSCHAN, R./SWEENEY, J./JOHNSON, L.: Customer Empowerment and Relationship Outcomes in Healthcare Consultations, in: European Journal of Marketing, Vol. 40 Issue 9/10 (2006), S. 1068-1086.

PARKER, R./RATZAN, S.C.: Health Literacy: A Second Decade of Distinction for Americans, in: Journal of Health Communication, Vol. 15 Issue S2 (2010), S. 20-33.

PARSE, R.R.: Health: A Personal Commitment, in: Nursing Science Quarterly, Vol. 3 Issue 3 (1990), S. 136-140.

PATTERSON, P.G./SMITH, T.: Modeling Relationship Strength across Service Types in an Eastern Culture, in: International Journal of Service Industry Management, Vol. 12 Issue 2 (2001), S. 90-113.

PEARSON, K.: X. On the Criterion that a Given System of Deviations from the Probable in the Case of a Correlated System of Variables is such that It Can Be Reasonably Supposed to Have Arisen from Random Sampling, in: The London, Edinburgh, and Dublin Philosophical Magazine and Journal of Science, Vol. 50 Issue 302 (1900), S. 157-175.

PETER, J.P.: Reliability: A Review of Psychometric Basics and Recent Marketing Practices, in: Journal of Marketing Research, Vol. 16 Issue 1 (1979), S. 6-17.

PETER, J.P./CHURCHILL, G.A.: Relationships among Research Design Choices and Psychometric Properties of Rating Scales: A Meta-analysis, in: Journal of Marketing Research, Vol. 23 Issue. 1 (1986), S. 1-10.

PETERSON, R.A.: A Meta-Analysis of Cronbach's Coefficient Alpha, in: Journal of Consumer Research, Vol. 21 Issue. 2 (1994), S. 381-391.

PODSAKOFF, P.M./MACKENZIE, S.B./LEE, J.Y./PODSAKOFF, N.P.: Common Method Biases in Behavioral Research: A Critical Review of the Literature and Recommended Remedies, in: Journal of Applied Psychology, Vol. 88. Issue 5 (2003), S. 879-903.

POTTHOFF, P./ELLER, M.: Survey mit Fragebogen: Vor- und Nachteile verschiedener Erhebungsverfahren, in: Zeitschrift für Gesundheitswissenschaften, 8. Jg. Nr. 2 (2000), S. 100-105.

POZNANSKI, S.: Wertschöpfung durch Kundenintegration - Eine empirische Untersuchung am Beispiel von Strukturierten Finanzierungen, Wiesbaden 2007.

PORTER, M.E./GUTH, C.: Chancen für das deutsche Gesundheitssystem: Von Partikularinteressen zu mehr Patientennutzen, Berlin Heidelberg 2012.

PRAHALAD, C.K./RAMASWAMY, V.: Co-Creating Unique Value with Customers, in: Strategy and Leadership, Vol. 32 Issue 3 (2004), S. 4-9.

PRATT, J.W./ZECKHAUSER, R.J.: Principals and Agents: An Overview, in: PRATT, J.W./ZECKHAUSER, R.J. (Ed.), Pricipals and Agents: The Structure of Business, Boston 1985, S. 1-35.

PRIOR, L.: Belief, Knowledge and Expertise: The Emergence of the Lay Expert in Medical Sociology, in: Sociology of Health and Illness, Vol. 25 Issue 3 (2003), S. 41-57.

RECKENFELDERBÄUMER, M.: Die Gestaltung der Kundenintegration als Kernelement hybrider Wettbewerbsstrategien im Dienstleistungsbereich, in: *BRUHN, M./STAUSS, B.* (Hrsg.), Forum Dienstleistungsmanagement – Kundenintegration, Wiesbaden 2009, S. 213-234.

REIMANN, S./POHL, J.: Stressbewältigung, in: *RENNEBERG, B./HAMMELSTEIN, P.* (Hrsg.), Gesundheitspsychologie, Heidelberg 2006, S. 217-227.

REITZ, H.J./JEWELL, L.N.: Sex, Locus of Control, and Job Involvement: A Six-Country Investigation, in: Academy of Management Journal, Vol. 22 Issue 1 (1979), S. 72-80.

RICHMAN, L.A./KUBZANSKY, L./MASELKO, J./KAWACHI, I./CHOO, P./BAUER, M.: Positive Emotion and Health: Going Beyond the Negative, in: Health Psychology, Vol. 24 Issue 4 (2005), S. 422-429.

RIEDER, K./GIESING, M.: Der arbeitende Patient, in: *HOEFERT, H.-W./KLOTTER, C.* (Hrsg.), Wandel der Patientenrolle – Neue Interaktionsformen im Gesundheitswesen, Göttingen 2011, S. 17-31.

RIFKIN, S.B./MULLER, F./BICHMANN, W.: Primary Health Care: On Measuring Participation, in: Social Science and Medicine, Vol. 26 Issue 9 (1988), S. 931-940.

RINKENBURGER, R.: Einführung in die explorative Faktorenanalyse, in: *SCHWAIGER, M./MEYER, A.* (Hrsg.), Theorien und Methoden der Betriebswirtschaft: Handbuch für Wissenschaftler und Studierende, München 2011, S. 455-476.

RIPPERGER, T.: Ökonomik des Vertrauens: Analyse eines Organisationsprinzips, Tübingen 2003.

RITZER, G./DEAN, P./JURGENSON, N.: The Coming of Age of the Prosumer, in: American Behavioral Scientist, Vol. 56 Issue 4 (2012), S. 379-398.

ROSENBROCK, R./GERLINGER, T.: Gesundheitspolitik - Eine systematische Einführung, 2. Aufl., Bern 2006.

ROTER, D.L.: Patient Participation in the Patient-Provider Interaction: The Effects of Patient Question Asking on the Quality of Interaction, Satisfaction and Compliance, in: Health Education and Behavior, Vol. 5 Issue 4 (1977), S. 281-315.

SAFRAN, D.G./KOSINSKI, M./TARLOV, A.R./ROGERS, W.H./TAIRA; D.A./LIEBERMAN, N./WARE, J.E.: The Primary Care Assessment Survey: Tests of Data Quality and Measurement Performance, in: Medical Care, Vol. 36 Issue 5 (1998), S. 728-739.

SAY, R./THOMSON, R.: The Importance of Patient Preferences in Treatment Decisions-Challenges for Doctors, in: British Medical Journal, Vol. 327 Issue 7414 (2003), S. 542-545.

SÄNGER, S./ENGLERT, G./BRUNSMANN, F./QUADDER, B./VILLARROELL, D./OLLENSCHLÄGER, G.: Patientenbeteiligung an der Leitlinienentwicklung – sind die Patientenorganisationen für diese Aufgabe gerüstet? in: Zeitschrift für Evidenz, Fortbildung und Qualität im Gesundheitswesen, 103. Jg. Nr. 1 (2009), S. 13-16.

SCHAEFER, C./COYNE, J.C./LAZARUS, R.S.: The Health-Related Functions of Social Support, in: Journal of Behavioral Medicine, Vol. 4 Issue 4 (1981), S. 381-406.

SCHEFFLER, H.: Stichprobenbildung und Datenerhebung, in: *HERRMANN, A./HOMBURG, C.* (Hrsg.), Marktforschung - Methoden - Anwendungen - Praxisbeispiele, 2. Aufl., Wiesbaden 2000, S. 59-77.

SCHEIBLER, F./SCHEIKE, I.M./DINTSIOS, C.-M.: Patientenpartizipation bei Festlegung und Gewichtung von Behandlungszielen – Status quo und Entwicklungspotenziale, in: Zeitschrift für Evidenz, Fortbildung und Qualität im Gesundheitswesen, 102. Jg. Nr. 6 (2008), S. 373-377.

SCHERER, K./DAN, E./FLYKT, A.: What Determines a Feeling´s Position in Affective Space? A Case for Appraisal, in: Cognition and Emotion, Vol. 20 Issue 1 (2006), S. 92-113.

SCHERMELLEH-ENGEL, K./MOOSBRUGGER, H./MÜLLER, H.: Evaluating the Fit of Structural Equation Models: Tests of Significance and Descriptive Goodness-of-Fit Measures, in: Methods of Psychological Research Online, Vol. 8 Isse 2 (2003), S. 23-74.

SCHNELL, R./HILL, P.B./ESSER, E.: Methoden der empirischen Sozialforschung, 10. Aufl., München 2013.

SCHREURS, K.M./DERIDDER, D.T.: Integration of Coping and Social Support Perspectives: Implications fort he Study of Adaption to Chronic Disease, in: Clinical Psychology Review, Vol. 17 Issue 1 (1997), S. 89-112.

SCHREYÖGG, J.: Kundenmanagement im Gesundheitswesen – Einführung und methodische Grundlagen, in: *BUSSE, R./SCHREYÖGG, J./STARGARDT, T.* (Hrsg.), Management im Gesundheitswesen, 3. Aufl., Berlin Heidelberg 2013, S. 166-169.

SCHÜZ, B./RENNEBERG, B.: Theoriebasierte Strategien und Interventionen in der Gesundheitspsychologie, in: *RENNEBERG, B./HAMMELSTEIN, P.* (Hrsg.), Gesundheitspsychologie, Heidelberg 2006, S. 123-139.

SCHWAR, J.J./MONTENEGRO, J.M./FLEMING, J.M.: A Study of Patients Attitudes toward Medical Care, in: Comprehensive Psychiatry, Vol. 8 Issue 2 (1967), S. 100-107.

SCHWARZER, R.: Psychologie des Gesundheitsverhaltens – Einführung in die Gesundheitspsychologie, 3. Aufl., Göttingen 2004.

SCOTT, A./VICK, S.: Patients, Doctors and Contracts: An Application of Principal-Agent Theory tot he Doctor-Patient Relationship, in: Scotish Journal of Political Economy, Vol. 46 Issue 2 (1999), S. 111-134.

SEGAL, L.: The Importance of Patient Empowerment in Health System Reform, in: Health Policy, Vol. 44 Issue 1 (1998), S. 31-44.

SEIDERS, K./VOSS, G.B./GREWAL, D./GODFREY, A.L.: Do Satisfied Customers Buy More? Examining Moderating Influences in a Retailing Context, in: Journal of Marketing, Vol. 69 Issue 4 (2005), S. 26-43.

SGB IV – Sechstes Buch Sozialgesetzbuch in der Fassung vom 19. Februar 2002 (BGBI. I S. 754, 1404, 3384), § 235 SGB IV.

SHARMA, N./PATTERSON, P.G.: The Impact of Communication Effectiveness and Service Quality on Relationship Commitment in Consumer, Professional Services, in: Journal of Services Marketing, Vol. 13 Issue 2 (1999), S. 151-170.

SIEMS, F.: Preiswahrnehmung von Dienstleistungen, Konzeptualisierung und Integration in das Relationship Marketing, Wiesbaden 2003.

SIMON; A.: Der Informationsbedarf von Patienten hinsichtlich Krankenhausqualität – Eine empirische Untersuchung zur Messung des Involvements und der Informationspräferenzen, Wiesbaden 2010.

SOFAER, S./FIRMINGER, K.: Patient Perceptions of the Quality of Health Services, in: Annual Review of Public Health, Vol. 26 (2005), S. 513-559.

STATISTISCHES BUNDESAMT: Statistisches Jahrbuch – Deutschland und Internationales 2014, Wiesbaden 2014.

STATISTISCHES BUNDESAMT: Gesundheitsausgaben im Jahr 2013 bei 314,9 Milliarden Euro, 2015a, veröffentlicht im Netz, URL: https://www.destatis.de/DE/PresseService/Presse/Pressemitteilungen/2015/04/PD15_132_23611.html (Stand: April 2015, Abfrage: 23.08.2015, 14.30 Uhr).

STATISTISCHES BUNDESAMT: 19,1 Millionen Patienten 2014 stationär im Krankenhaus behandelt, 2015b, veröffentlicht im Netz, URL: https://www.destatis.de/DE/PresseService/Presse/Pressemitteilungen/2015/08/PD15_290_231.html (Stand: August 2015, Abfrage: 23.08.2015, 14.23 Uhr).

Pressemitteilung vom 12. August 2015 – 290/15, Wiesbaden 2015b. S. 1-2.

STAUSS, B./HENTSCHEL, B.: Dienstleistungsqualität, in: Wirtschaftswissenschaftliches Studium, 20. Jg. Nr. 5 (1991), S. 238-244.

STEELE, D.J./BLACKWELL, B./GUTMANN, M.C./JACKSON, T.C.: The Activated Patient: Dogma, Dream, or Desideratum? Beyond Advocacy: A Review oft he Active Patient Concept, in: Patient Education and Counseling, Vol. 10 Issue 1 (1987), S. 3-23.

STEWART, M.A.: Effective Physician-Patient Communication and Health Outcomes: A Review, in: Canadian Medical Association Journal, Vol. 152 Issue 9 (1995), S. 1423-1433.

STREET, R.L./MILLAY, B.: Analyzing Patient Participation in Medical Encounters, in: Health Communication, Vol. 13 Issue 1 (2001), S. 61-73.

STREET, R.L./GORDON, H.S./WARD, M.M./KRUPAT, E./KRAVITZ, R.L.: Patient Participation in Medical Consultations, in: Medical Care, Vol. 43 Issue 10 (2005), S. 960-969.

STREET, R.L./GORDON, H.S./HAIDET, P.: Physicians´Communication and Perceptions of Patients: Is it how they look, how they talk, or is it just the Doctor? in: Social Science and Medicine, Vol. 65 Issue 3 (2007), S. 586-598.

THOMPSON, A.G.: The Meaning of Patient Involvement and Participation in Health Care Consultations: A Taxonomy, in: Social Science & Medicine, Vol. 64 Issue 6 (2007), S. 1297-1310.

TOOBERT, D.J./HAMPSON, S.E./GLASGOW, R.E.: The Summary of Diabetes Self-Care Activities Measure, in: Diabetes Care, Vol. 23 Issue 7 (2000), S. 943-950.

TOFFLER, A.: Die Zukunftschance – Von der Industriegesellschaft zu einer humaneren Zivilisation, (übersetzt von *ROST, C./LOHMEYER, T.*) München 1980.

TRACHTENBERG, F./DUGAN, E./HALL, M.A.: How Patients Trust Relates to Their Involvement in Medical Care, in: The Journal of Family Practice, Vol. 54 Issue 4 (2005), S. 344-352.

TREGER, S.: Customer Engagement als Erfolgsfaktor negativer Dienstleistungen, in: BRUHN, M./HADWICH, K. (Hrsg.), Interaktive Wertschöpfung durch Dienstleistungen, Wiesbaden 2015, S. 235-259.

UMBERSON, D.: Family Status and Health Behaviors: Social Control as a Dimension of Social Integration, in: Journal of Health and Social Behavior, Vol. 28 Issue 3 (1987), S. 306-319.

UNNEWEHR, M./SCHAAF, B./FRIEDRICHS, H.: Die Kommunikation optimieren – Der Arztbrief als wichtigstes Kommunikationsmittel wird in seiner Bedeutung für die Patientenversorgung in Forschung und Lehre nicht adäquat widergespiegelt, in: Deutsches Ärzteblatt, 110. Jg. Nr. 37 (2013), S. 1672-1676.

URBANY, J.E./DICKSON, P.R./WILKIE, W.L.: Buyer Uncertainty and Information Search, in: Journal of Consumer Research, Vol. 16 Issue 2 (1989), S. 208-215.

VAN RAAIJ, W.F./PRUYN, A.T.: Customer Control and Evaluation of Service Validity and reliability, in: Psychology and Marketing, Vol. 15 Issue 8 (1998), S. 811-832.

VARGO, S.L.: Toward a Transcending Conceptualization of relationship: A Service-Dominant Logic Perspective, in: Journal of Business and Industrial Marketing, Vol. 24 Issue 5/6 (2009), S. 373-379.

VARGO, S.L./LUSCH, R.F.: Evolving to a New Dominant Logic for Marketing, in: Journal of Marketing, Vol. 68 Issue 1 (2004), S. 1-17.

VARGO, S.L./LUSCH, R.F.: Service-Dominant Logic: Continuing the Evolution, in: Journal of the Academy of Marketing Science, Vol. 36 Issue 1 (2008), S. 1-10.

VENKATESH, V./THONG, J. YL./XU, X.:. Consumer Acceptance and Use of Information Technology: Extending the Unified Theory of Acceptance and Use of Technology, in: MIS Quarterly, Vol. 36 Issue 1 (2012), S. 157-178.

VOLPI, F.: Arthur Schopenhauer – Aphorismen zur Lebensweisheit, 16. Aufl., Stuttgart 2007.

VON REIBNITZ, C./SCHNABEL, P.-E./HURRELMANN, K.: Auf dem Weg zum „souveränen" Patienten – Möglichkeiten und Grenzen der Patientenberatung, in: *VON REIBNITZ, C./SCHNABEL, P.-E./HURRELMANN, K.* (Hrsg.), Der mündige Patient – Konzepte zur Patientenberatung und Konsumentensouveränität im Gesundheitswesen, Weinheim München 2001, S. 13-21.

WALLSTON, K.A./WALLSTON, B.S/DEVELLIS, R.: Development oft he Multidimensional Health Locus of Control (MHLC) Scales, in: Health Education Monographs, Vol. 6 Issue 2 (1978), S. 160-171.

WARE, J.E./SNYDER, M.K./WRIGHT, W.R./DAVIES, A.R.: Defining and Measuring Patient Satisfaction with Medical Care, in: Evaluation and Program Planning, Vol. 6 Issue 3 (1983), S. 247-263.

WATSON, D./CLARK, L.A./TELLEGEN, A.: Development and Validation of Brief Measures of Positive and Negative Affect: The PANAS Scales, in: Journal of Personality and Social Psychology, Vol. 54 Issue 6 (1988), S. 1063-1070.

WEIBER, R./POHL, A.: Nachfragerverhalten bei technologischen Innovationen: Herausforderung für das Marketing-Management, in: ZAHN, E. (Hrsg.), Handbuch Technologiemanagement, Stuttgart 1995, S. 409-436.

WEINGART, L.R.: Impact of Group Goals, Task Component Complexity, Effort, and Planning on Group Performance, in: Journal of Applied Psychology, Vol. 77 Issue 5 (1992), S. 682-693.

WENSING, M./BAKER, R.: Patient Involvement in General Practice Care: A Pragmatic Framework, in: European Journal of General Practice, Vol. 9 Issue 2 (2003), S. 62-65.

WESSELS, M.G.: Kognitive Psychologie, München 1994.

WILHELM, J.: „Patienten-Empowerment" aus systemischer Sicht, in: Managed Care, Vol. 4 Issue (1999), S. 12-14.

WORATSCHEK, H.: Die Typologie von Dienstleistungen aus informationsökonomischer Sicht, in: Der Markt – International Journal of Marketing, 35. Jg. Nr. 1 (1996), S. 59-71.

WORLD HEALTH ORGANIZATION: Exploring Patient Participation in Reducing Health-Care-Related Safety Risks, Geneva 2013.

XIA, L./KUKAR-KINNEY, M./MONROE, K.B.: Effects of Consumer Efforts on Price and Promotion Fairness Perceptions, in: Journal of Retailing, Vol. 86 Issue 1 (2010), S. 1-10.

YIM, C.K./CHAN, K.W./LAM, S.S.: Do Customers and Employees Enjoy Service Participation? Synergistic Effects of Self- and Other-Efficacy, in: Journal of Marketing, Vol. 76 Issue 6 (2012), S. 121-140.

ZAICHKOWSKY, J.L.: Measuring the Involvement Construct, in: Journal of Consumer Research, Vol. 12 Issue 3 (1985), S. 341-352.

ZEITHAML, V.A./BITNER, M.J./GREMLER, D.D.: Services Marketing – Integrating Customer Focus Across the Firm, 5. Ed., Singapore 2009.

ZEITHAML, V.A./PARASURAMAN, A./BERRY, L.L.: Problems and Strategies in Services Marketing, in: Journal of Marketing, Vol. 49 Issue 2 (1985), S. 33-46.

ZIEGELMANN, J.P.: Gesundheits- und Risikoverhalten, in: *SCHWARZER, R./JERUSA-LEM, M./WEBER, H.*: Gesundheitspsychologie von A bis Z – Ein Handwörterbuch, Göttingen 2002, S. 152-155.

ZWEIFEL, P./BREYER, F./KIFMANN, M.: Health Economics, 2. Edition, Berlin Heidelberg 2009.